EL CUERPO DEL CHAMÁN

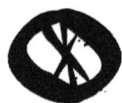

EL CUERPO DEL CHAMÁN

Un nuevo chamanismo para transformar la
salud, las relaciones y la comunidad

Arnold Mindell

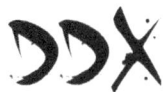

DDX

Primera edición: abril de 2017

© Dr. Arnold Mindell

Traducción: © Sebastián Porrúa y Anna Pujol
Diseño de la cubierta: Anna Kurpika
Diseño y maquetación del libro: Huts Editorial

Publicado por:
DDeXpresiones de democracia profunda, Barcelona, España
y
Deep Democracy Exchange, Florence, OR, USA

ISBN: 978-1-61971-032-0
Depósito Legal: L-513-2017

Library of Congress Number: 2017904496

Índice de contenidos

Agradecimientos

Me quedé muy impresionado cuando me enteré de que mi viejo amigo, el profesor Ben Thompson, de Antioch College, había muerto. Me sorprendió aún más saber que había leído en voz alta y grabado en una cinta el capítulo 14 de este libro, «El camino de muerte» y había pedido que lo reprodujeran en su funeral. El interés imperecedero de Ben en este trabajo me brindó el apoyo que necesitaba para desenterrarlo de mis archivos y publicarlo.

Así, Ben Thompson inspiró esta nueva versión de mi trabajo. Al leerlo en su propio funeral, él me recordó que sus sensaciones corporales le conectaron al cuerpo-que-sueña, esa parte esencial de nosotros mismos que experimentamos como eterna.

Ojalá hubiese sabido, mientras Ben estaba vivo, lo que sé ahora, después de completar este libro. El camino de muerte, la lucha entre las fuerzas internas y externas por ser uno mismo, determina en parte la longevidad de tu vida personal. El camino de muerte, la lucha que libras por ser tú mismo en contra fuerzas internas y normas sociales, determina parcialmente tu longevidad. El camino de muerte es una disputa con tus propias dudas y las de la sociedad sobre dejarte caer en el tiempo-del-soñar. Es la antesala de una cultura en la que creamos y soñamos juntos.

Me sentí muchas veces honrado por Ben al alentar a algunos de sus mejores estudiantes a estudiar conmigo en el Instituto Jung en Zúrich, donde estaba trabajando a comienzos de los años 70 como psicólogo. Y lo mejor de todo, me presentó a Amy, mi mujer. Esa tarde, Amy llamó a la esposa de Ben. Nos dijo que él mismo había leído «El camino de muerte» en su funeral.

Pero Ben y Amy no fueron los únicos que me ayudaron con este manuscrito. También debo agradecer a Julie Diamond, Jan

Dworkin, Satya Gutenberg, Leslie Heizer, Robert King, Dawn Menken, Pearl y Carl Mindell, Elke Mueller, Cat Saunders, Max Schupbach y Jytte Vikkelsoe. Debo un agradecimiento especial a Julie Diamond por varias conversaciones estupendas y por su trabajo de edición. Leslie Heizer me ayudó con muchos detalles. Robert King dibujó muchos bocetos formidables del nagual, y Cat Saunders me salvó de al menos algunos de los errores más crasos.

Carlos Castaneda y don Juan, en *Viaje a Ixtlán*, me ayudaron a conectar el cuerpo-que-sueña a la psicoterapia. Joan Halifax me hizo ver con sus textos los elementos femeninos fundamentales del chamanismo. Estoy especialmente agradecido a Quest Publishers y a Jean Houston por su ánimo y por la idea de utilizar el término *tú* en lugar de *nosotras* al dirigirme a las personas que leyeran este libro. Con esta idea, me pidió indirectamente identificarme con el chamán y maestro dentro de mí. Y finalmente, mi amigo Michael Toms de New Dimensions Radio y editor jefe en HarperSanFrancisco, que me alentó a contar mi propia historia sobre las prácticas ocultas mencionadas en el último capítulo de este libro, las cuales conciben una cultura renovada basada en ideas chamánicas ancestrales.

Expreso con afecto mi profunda deuda con los sanadores y chamanes aborígenes y sus comunidades en África, Australia, Canadá, Japón, Estados Unidos y la India que renovaron mi interés en el tiempo-del-soñar, ejemplificando estilos de vida llenos de significado y asombrosos por ese mismo motivo. Sus nombres han sido cambiados conforme a sus deseos de proteger su privacidad.

Descripción de contenidos

En el fondo de los problemas cotidianos yace el cuerpo-que-sueña, la experiencia más asombrosa que puedes tener, por lo general sentida únicamente cerca de la muerte o en rituales místicos o chamánicos. Este aspecto nuevo, emocionante y mítico de la vida te proporciona mayor control sobre tu vida física y mejor apreciación de la naturaleza del mundo. *El cuerpo del chamán* te anima a vivir el cuerpo-que-sueña con los demás y a transformar tu realidad cotidiana en ese mundo especial donde aparece la experiencia y las respuestas a las preguntas más profundas.

Este libro está basado en experiencias personales que he tenido con indígenas africanos, nativos americanos, aborígenes australianos, sanadores hindúes y maestros espirituales de todo el mundo, así como en mi larga experiencia con psicoterapia, resolución de conflictos y chamanismo. Los ejercicios y métodos están basados en una combinación de psicología moderna y prácticas chamánicas ancestrales.

Parte I. *Desarrollando un Doble.* La primera parte de este libro está dedicada a métodos prácticos para contactar con tu cuerpo-que-sueña, completarte, y trabajar con problemas del cuerpo y del sueño para desarrollar un sentido de uno mismo que es independiente de la sociedad, el tiempo y el espacio.

1. *El Cuerpo del Chamán.* ¿Por qué a veces consigues encontrar un espacio tranquilo en medio del caos y en otras ocasiones casi parece que te ahogues en el mar de los problemas cotidianos, como si la vida te empujara en cualquier dirección? La respuesta de la psicología es que caes en problemas irresolutos que deben ser trabajados. En el chamanismo, la respuesta es distinta. Los sanadores nativos dicen que un espíritu influencia el estado de

tu mente. La utilidad, y por tanto el futuro de la psicología y el chamanismo, depende del acercamiento de estas dos disciplinas. Presento ejercicios de trabajo interior que ponen al día el método más antiguo de resolver problemas; es decir, el trance, la experiencia corpórea del chamán.

2. *Chamanismo y trabajo de procesos.* Hablamos de sueños, experiencias corporales y síntomas. Pero para comprenderlos realmente necesitamos entrar en el río del que provienen, en el cuerpo-que-sueña que los crea. Para hacerlo, hablo de diversos aspectos de la atención y distingo nuestra atención normal y cotidiana de una «segunda atención», que se focaliza en sentimientos y fantasías irracionales e inusuales. Al utilizar la segunda atención, puedes dejar ir tu yo normal y sentir el cuerpo-que-sueña. De esta manera, se resuelven ciertos problemas de un modo irracional. El desarrollo de la segunda atención nos conduce a un nuevo tipo de crecimiento personal y, al mismo tiempo, sigue antiguas tradiciones indígenas. Aquí encontrarás ejercicios que conducen al cuerpo-que-sueña para trabajar los sueños y el cuerpo.

3. *El camino del conocimiento.* Muchos caminos enriquecedores conducen a la sanación y a una vida con sentido. Pero un aspecto crucial de todos ellos es el respeto por las fuerzas irracionales, poderosas y desconocidas que no controlamos. Comparto mis experiencias de trabajar con estas fuerzas irracionales por todo el mundo. Los ejercicios hacen que estas experiencias sean realizables en cualquier momento.

4. *Primeras lecciones.* Enseñanzas antiguas y chamánicas, como las del brujo yaqui Don Juan, hablan de adquirir sabiduría de las sincronicidades, es decir, escuchando el entorno. Tomándote en serio los acontecimientos externos inusuales y creyendo incluso en tus propias mentiras, te acercas a tus mitos personales. Si no lo haces, la muerte misma tiene que trastornar tu idea de quién eres y forzarte a punta de pistola, por así decirlo, a rendirte y

seguir los acontecimientos naturales. Cuento historias de mis prácticas, ilustrando como la muerte puede ser una consejera, y dando ejemplos para practicar las lecciones.

5. *El cazador.* En todas las tradiciones nativas, la solución a los problemas personales está estrechamente conectada al «poder» y a obedecer los mensajes del espíritu en los animales y plantas, en tus sueños y cuerpo. Sin contacto con este poder, la vida cotidiana no es lo que podría llegar a ser. Pero para encontrar el poder, debes convertirte en cazador y aprender ciertas disciplinas, algunas de las cuales aparecen al final de este capítulo.

6. *El guerrero.* Abandonar la realidad del día y día no depende en última instancia de nosotros, parece estar conectada a un factor mayor, al que llamo espíritu. El desplazamiento desde nuestra identidad normal hasta la experiencia del chamán del cuerpo-que-sueña (la figura inalterable que surge de las sensaciones corporales y de las imágenes de los sueños), depende de este espíritu. Pero nuestra capacidad para ir un paso más allá requiere el desarrollo de la «segunda atención». Las historias y ejercicios ayudan a realizar este desarrollo en nuestra vida cotidiana.

7. *El aliado.* El mundo de realidad no convencional conlleva inevitablemente enfrentarse a la cosa más compleja, más oscura y más aterradora que hemos estado intentando evitar en el transcurso de nuestras vidas, el inexplicable espíritu «aliado». Pero el mismo nombre de esta figura espiritual indica que contiene secretos potencialmente valiosos. Me enfoco en historias de aliados y como el demonio aparece en problemas corporales, en las depresiones, en nuestras habilidades más especiales y peores aflicciones. Los ejercicios te ayudan a conectar tus problemas con tus aliados.

8. *El secreto del aliado.* Las tradiciones antiguas y la psicología moderna dicen que o bien sucumbes al aliado o bien lo encuentras y luchas contra el espíritu que amenaza con poseerte y

arruinar tu cuerpo y tus relaciones. En este capítulo, me ocupo del significado y naturaleza de esta confrontación y busco la conexión entre este ser (tu espíritu), la cultura y tus problemas personales. Los métodos y ejercicios te ayudarán a trabajar con este aliado y encontrar su secreto.

9. *El doble.* Al encontrarte con el aliado y encontrar la historia mítica detrás de tu vida, tus problemas remiten al hacerte mayor. En este legendario momento de madurez, simplemente eres quién eres. No obstante, otros pueden verte desde afuera, como si hubieras desarrollado un doble, un ser independiente del tiempo y del espacio, con características parapsicológicas. Este doble es, para quién lo experimenta, sólo un pensamiento pasajero. El desarrollo que comenzó con los problemas cotidianos y que te llevó a convertirte en un cazador y un guerrero culmina en llegar a ser íntegro y congruente en cada momento. Mediante historias de C. G. Jung y de mi propia vida, intento hacer comprensible al doble, pues es el aspecto más misterioso de todas las enseñanzas psicológicas y espirituales. Los ejercicios conducen a experimentos con el doble en ti mismo y en tus amigos.

10. *El camino del corazón.* Los trucos parapsicológicos, ocultistas o místicos no son el corazón del chamanismo y son insuficientes para hacer que tu vida merezca la pena. A la luz de las experiencias cercanas a la muerte lo único significativo es si tu vida ha tenido un innegable y casi indefinible «corazón». El camino del corazón es algo que sólo la parte más sabia de ti comprende, algo que sólo las personas élders que viven en entornos nativos parecen comprender. Para encontrar ese camino hoy, necesitas una cierta atención disciplinada que proviene del entrenamiento del guerrero. En los ejercicios hay métodos para encontrar este camino, pero queda abierto el problema acerca de cómo el camino individual se conecta con el mundo.

Parte II. *Soñando en la ciudad*. Si nosotros cambiamos, el mundo alrededor nuestro también tiene que cambiar. Si no cambia, nuestro desarrollo colapsa, o sufrimos por sentirnos aislados o volvemos soberbios.

11. *Muerte o brujería*. La realidad de las experiencias del cuerpo-que-sueña, de tus sueños y problemas corporales, nacimiento y muerte, implican que tanto los conceptos de la psicoterapia como la práctica de métodos indígenas chamánicos deben cambiar. Sugiero unos pocos de esos cambios e propongo nuevas actitudes ante la muerte y el proceso de morir. También proporciono ejercicios.

12. *Soñando juntos*. En última instancia, la ciudad o el pueblo en el que vives no es un pasado que debas evitar, sino la fuente de un espíritu global. Cuento historias de experiencias en África, Australia, la India y los Estados Unidos con sanadores y sabios que han sido modelos de amor y de increíbles poderes, han modelado la realidad de vivir junto a lo desconocido. Los mayores sanadores de los que Amy y yo hemos tenido referencia han sido una pareja de médicos brujos africanos. Un sacerdote loco de un templo hindú nos mostró al dios Shiva viviendo su cuerpo-que-sueña. Unos sanadores aborígenes australianos nos ofrecieron una experiencia cumbre y muy profunda. A pesar de sus dificultades, este mundo es lo más increíble que podría llegar a soñar un ser humano. Una serie de ejercicios te ayudarán a explorar el sueño en la ciudad.

13. *Fantasmas y personas reales*. Algunas de mis historias sobre gurús y maestros muestran que los sanadores son personas comunes que a veces también tienen problemas. Todos tienen poderes enormes, pero algunos de ellos no pudieron vivirlos plenamente en su vida cotidiana ni encontrar el camino del corazón. Aun así, todos estos mentores deben ser honrados por el coraje que han tenido de vivir el cuerpo-que-sueña y transformar la vida en magia. Los ejercicios del final de este capítulo te dan alguna

pista sobre cómo honrar a tus élders y a la tarea implícita de su vida a través de la investigación de su linaje.

14. *El camino de muerte.* La vida cotidiana lleva a experiencias más profundas de lo hemos podido llegar a soñar. Pero volver a la vida común después de estas experiencias no siempre es fácil, pues este retorno mítico significa nada menos que vivir tu cuerpo-que-sueña y el maravilloso saber ancestral del chamanismo en el aquí y el ahora, un lugar en donde estas experiencias a menudo parecen estar prohibidas. Lo que experimentas tú, tus grupos y tu mundo cercano cuando inicias este retorno refleja simultáneamente tu camino de muerte personal y la evolución global. Si reprimes a tu yo verdadero, éste te amenaza desde dentro. Si vives a tu yo verdadero inconscientemente y te posee, tus problemas vendrán del exterior. En este capítulo, analizo cómo el guerrero hace fructificar los conflictos, tanto en su mundo interno como en el externo. Este entreno es necesario para que sobrevivas a tu camino de muerte y para tu encuentro con el espíritu. El éxito o fracaso de este proyecto mítico puede determinar tu longevidad. Y no solamente esto, también puede determinar la sostenibilidad del futuro de tu cultura. Los ejercicios te ayudarán con el camino de muerte.

15. *Tiempo-del-soñar y cambios culturales.* ¿Qué será de nuestras culturas en el futuro? El tiempo-del-soñar aportará cambios a nuestro medio ambiente, a nuestras comunidades y a la vida de los grupos. Acceder al cuerpo-que-sueña crea una nueva sensación de luz y claridad, desde la cual la conexión entre nosotros y la naturaleza va de la mano con la capacidad de incidencia en la evolución de la historia.

Parte I

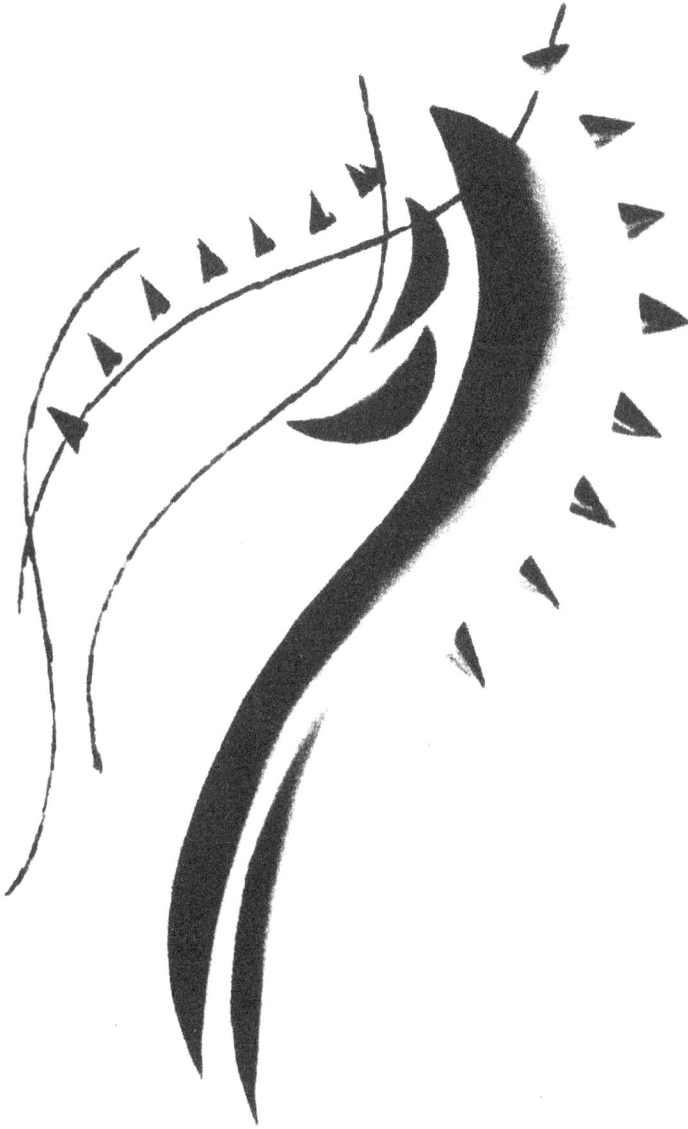

DESARROLLANDO UN DOBLE

I

El cuerpo del chamán

Diversos sanadores indígenas me han enseñado que la calidad de la vida depende de sensaciones corporales que están ligadas a sueños y al entorno, a lo que denomino el cuerpo del chamán.

De acuerdo con curanderos que viven en ambientes indígenas de todo el mundo, y con las tradiciones místicas, cuando se logra acceder al cuerpo-que-sueña del chamán, se accede a una fuente de salud, crecimiento personal, buenas relaciones y sensación de comunidad.

El cuerpo del chamán (o cuerpo-que-sueña) es un nombre para las experiencias inusuales y estados alterados de conciencia que tratan de llegar a tu percepción cotidiana mediante señales como síntomas corporales, impulsos de movimiento, sueños y mensajes del entorno.

Los métodos que presento en este trabajo para poder acceder al cuerpo-que-sueña provienen de experiencias personales que he tenido con maestros nativo americanos en los Estados Unidos y Canadá, médicos brujos en Kenia, maestros zen de Japón, sanadores de la India, y curanderos aborígenes del Territorio del Norte, Australia. En cada ocasión he estudiados los efectos de estas experiencias chamánicas y he desarrollado los métodos relacionados que discuto en este libro. He probado estos métodos durante los últimos veinticinco años en mi práctica terapéutica, clínicas de estados extremos y síntomas corporales crónicos y conferencias internacionales.

Según los guerreros chamanes, los problemas en la salud, en las relaciones y en las comunidades son aspectos de tu cuerpo-que-sueña, son experiencias vitales cumbre que normalmente sólo aparecen cerca de la muerte, tomando drogas o en rituales místicos. El acceso al cuerpo-que-sueña es crucial para tu salud física y tu capacidad de percibir la naturaleza del mundo. El libro trata de hacer del cuerpo-que-sueña algo menos misterioso y más fácilmente accesible para que puedas utilizarlo para transformar la realidad mundana en un lugar especial donde la vida es sentida como algo profundo y significativo. No está basado únicamente en mis experiencias con sanadores indígenas, sino también en mi bagaje como físico, mi práctica como analista jungiano, y mi trabajo actual en psicología orientada a procesos y resolución de conflictos. Los ejercicios y métodos de este libro combinan la psicología moderna con la ancestral práctica chamánica y han sido probados por miles de personas.

Sin embargo, este libro no es ni un estudio académico sobre chamanismo ni una propuesta científica para una nueva psicoterapia. Pretende ser personal, proponiendo métodos prácticos para obtener acceso a tu propio cuerpo-que-sueña y maneras de trabajar problemas corporales y sueños. Por último, explora los efectos que este tipo de trabajo interior o chamanismo pueden tener en el mundo.

El chamanismo es importante para mí porque no sólo ilumina mi experiencia personal, sino también una senda cultural hacia un mundo futuro más sostenible que el actual.

Los orígenes del poder

Elementos de experiencias cumbre o chamánicas, tales como trances prolongados, despertares espirituales, sanaciones repentinas, encuentros con fantasmas y otros acontecimientos paranormales, son precedidos a menudo por diversos tipos de experiencias interiores, o «llamadas», como enfermedades serias, experiencias cercanas a la muerte, periodos de casi locura, o «grandes» sueños de figuras espirituales sabias. Mircea Eliade, en su influyente libro, *Chamanismo,* presenta estas llamadas como un aspecto del chamanismo de todo el mundo[1]. Sin ellas, la senda del chamanismo permanece incompleta.

En las tradiciones indígenas en las que he participado, los chamanes todavía enseñan sobre la importancia de estas llamadas. Algunos lectores recordarán la figura de don Juan de Carlos Castaneda, quien dice que el espíritu determina como te identificas a ti mismo, si sigues siendo una persona común, o si (y cuándo) te conviertes en un visionario o un guerrero, capaz de sentir y seguir las señales y los poderes de la tierra[2].

La hija de mi sanador aborigen australiano me dijo que aunque se prepara para ello no busca aprender brujería o transformarse a sí misma. Tiene que esperar como hicieron sus ancestros con su mentor, su padre, hasta llegar a una edad en la que tal enseñanza sea «permitida». Dijo que no podía especificar con qué edad ocurriría eso, pero mencionó que su padre tenía setenta y ocho. También me dijo que él no había intentado convertirse en un sanador, sino que había esperado hasta que sus padres le enseñaron cuando eran ancianos, justo antes de morir. Hablaré más sobre la llamada a ser un chamán en un capítulo posterior.

Mi experiencia me ha hecho ver que muchas de las habilidades chamánicas aparecen cuando dejas de dudar de la realidad del espíritu. En ese momento, algo dentro de ti se transforma, y desarrollas una atención profunda, un enfoque constante en acontecimientos irracionales. Esta herramienta chamánica básica es estar atento al proceso del soñar. Cuando tu vida interior te llama y dejas de dudar, comienza una transformación personal. Pero todo esto no depende de tu voluntad. Puedes trabajar en la transformación de tu vida personal para que sea más significativa, pero el éxito con tu

---

1 Revisa la bibliografía de Mircea Eliade, *El chamanismo y las técnicas arcaicas del éxtasis*, así como otros autores, libros y referencias.

2 Estoy agradecido a Castaneda por el desarrollo de los procesos implícito en sus libros. Procesos que mucha gente atraviesa al desarrollar sus habilidades chamánicas relacionadas con vivir el cuerpo-que-sueña. Al estar familiarizado con sus trabajos, básicamente dibujo ideas inspiradas en las primeras y más poderosas lecciones de don Juan: *Las enseñanzas de don Juan, Una realidad aparte, Viaje a Ixtlan, Relatos de poder, El segundo anillo de poder* y *El don del águila*.

atención es como una bendición que no puede ser producida por la voluntad. Los maestros interiores o exteriores pueden incitarte, pero en última instancia es el espíritu el que mueve tu punto de encaje; el modo como te identificas, encajas y te conduces a ti mismo y a tu sentido de la realidad.

Esperar a este movimiento especial es al mismo tiempo aleccionador y desafiante. Quizá todo el mundo tiene habilidades chamánicas o intuitivas, sin embargo pocos son capaces de utilizar esta capacidad a su antojo. La habilidad chamánica, como otros talentos, no está enteramente a tu disposición. No puedes determinar simplemente cuando vas a tener experiencias importantes y sanadoras, aunque te puedes preparar para ellas mediante diversas prácticas. Comentaré algunas de ellas en los capítulos siguientes.

La comunidad en la que uno vive también desempeña un papel en la llamada del chamán. De mis muchos encuentros con chamanes, médicos brujos, y curanderos, mi experiencia de sanación más memorable tuvo lugar hace algunos años en Kenia. Parece que otros pueblos indígenas se han disociado más debido a su contacto con la cultura europea u occidental. En África, no obstante, vi claramente que el chamán o médico brujo no puede ser estudiado independientemente de su relación con el grupo, la tribu.

Nuestros chamanes africanos dijeron que su poder de curación está íntimamente ligado a las necesidades y poderes de las personas y del entorno en el que viven. Para honrar a estos poderes, nuestros sanadores chamánicos africanos no sólo reverenciaban al arbusto que tenían cerca, también daban una moneda a cada niño o niña que se cruzaba por su camino, porque, según ellos, los niños eran el origen de sus capacidades chamánicas. Decían que cuanto más felices estaban los niños, más poderosa era su medicina chamánica.

El poder del cuerpo del chamán, por tanto, no está sólo en el chamán, sino que está conectado al medio ambiente, a los niños, y a las necesidades de todas las personas. Esto me parece importante en este momento de la historia, al comienzo de un nuevo siglo, porque a medida que el chamanismo está renaciendo y aumenta nuestro interés en las culturas indígenas ancestrales a medida que ellas menguan; algunos estudiantes modernos de chamanismo piensan que pueden desarrollar habilidades chamánicas simplemente mediante el esfuerzo, interés y estudio. Pero el poder pertenece a las personas y al mundo que nos rodea. Como me dijo un sanador australiano, soñamos como individuos sólo porque todos estamos soñando juntos.

Ninguno de los chamanes indígenas que me he encontrado se identifica a sí mismo como tal durante todo el día. La palabra chamán, tomada de la cultura siberiana, se refiere a aquel que trabaja sólo parte del tiempo como un guía espiritual y sanador. El chamán sana sin identificarse a sí mismo únicamente como sanador, del mismo modo que un maestro de las artes marciales lucha sin implicarse emocionalmente en la pelea.

El chamán es independiente de la religión organizada. El chamán indígena emprende viajes psíquicos al mundo de los espíritus a través de su cuerpo-que-sueña, para descubrir qué es lo que falta en la vida cotidiana. Los chamanes son tan individuales como el resto de las personas y, en mi experiencia, no parecen corresponderse con tipos de personalidad específicos. Algunos chamanes se enfocan principalmente en la sanación, mientras otros son chamanes guerreros en busca de la clave del poder y la liberación.

Hay, pues, chamanes medicinales y guerreros. Todos nosotros utilizamos nuestros poderes psíquicos en ciertos momentos para sanar a otros o auto conocernos. Los poderes de la parapsicología y de la medicina alternativa aparecen con frecuencia como parte del desarrollo del chamán, pero en las tradiciones guerreras son considerados secundarios en importancia con respecto al desarrollo total del visionario fluido, o flexible, cuya meta es vivir en la senda espiritual.

Las personas llamadas a ser chamán a menudo tienen que instruirse con un maestro. Hay muchos parecidos entre el aprendiz que se desarrolla gradualmente y la persona que está en psicoterapia. Mucha gente busca ayuda de terapeutas, y otras personas parecen estar buscando maestros espirituales o chamánicos. En cierto modo, la mayoría de psicoterapeutas que trabajan con acontecimientos que están lejos de la conciencia común (como experiencias profundas del cuerpo o trance), son vistos en los sueños de sus pacientes practicando algún tipo de chamanismo.

Muchos pacientes en terapia se ven a sí mismos como el típico aprendiz de chamán testarudo y bloqueado. Puedes sentir que tu «punto de encaje», o identidad, está a menudo atrapada en la realidad cotidiana. Te preguntas por qué, si la transformación personal está en manos del espíritu, este espíritu acostumbra a esperar hasta el final de la vida para mostrarse. ¿Por qué es tan difícil vivir la vida despierta y plena de significado del guerrero? ¿Por qué cuesta tanto sentir los impulsos del cuerpo y seguirlos, permaneciendo en contacto con el cuerpo-que-sueña?

Podría ser que el espíritu no sólo te iluminara sino que también te volviera adicto a tu realidad cotidiana.

¿Qué otra explicación puedes dar al hecho que estés tan a menudo focalizado en tu realidad cotidiana en la que dudas, te reprimes y te coartas por miedo a lo desconocido? ¿Por qué te comportas como todo el mundo cuando estás en grupo, estando poco dispuesto o sintiéndote incapaz de admitir tu acceso a los sueños, al mundo de los sueños o al cuerpo-que-sueña?

Bien mirado, ser una persona común no es divertido. Te lo tomas todo demasiado en serio y personal. Siempre en busca de algo con significado para que te guíe, esperando tener sueños y experiencias iluminadoras. Como persona común, sufres, y tienes miedo y esperas lo peor, y te olvidas del poder de lo desconocido. Estás siempre defendiendo tu identidad y tu historia personal. Como un fantasma, te preocupas constantemente de los juicios de los demás o de qué te depara el futuro. Ignoras el impacto de fuerzas inexplicables, viviendo la vida como si todo dependiese de ti.

Entrenamientos chamánicos

El camino del conocimiento nativo americano y los conceptos de guerrero y del doble de don Juan son ideas eternas que aparecen por todas partes, no sólo en las tradiciones indígenas, sino en los sueños de personas de todas las razas, religiones y épocas. El chamanismo es una forma arquetípica de comportamiento que aparece cuando te encuentras con problemas irresolubles. Puede que nunca hayas tenido la oportunidad de conocer a un chamán viviendo en una tribu indígena, pero seguro que has tenido sueños e impulsos corporales que te recuerdan a la brujería que tiene miles de años de antigüedad. Sueños inusuales y el sentido de lo misterioso te llaman para recordarte al brujo, al mago y al sabio que hay en ti.

Probablemente has tenido sueños o recibido mensajes que te dicen que conectes con tus raíces, que reafirmes tu primera historia espiritual, que te aventures a otros mundos como lo han hecho hombres y mujeres a lo largo de toda la historia. Este tipo de sueños han inspirado a chamanes a abandonar la vida común, permaneciendo al mismo tiempo presentes para sus comunidades. Muchas personas hoy en día sienten el impulso de experimentar con drogas para encontrar estos estados alterados de conciencia. Alguna gente que sufre síntomas crónicos regresa al chamanismo al descubrir los límites de la medicina occidental para reducir su sufrimiento.

Hay muchos tipos de entrenamiento chamánico; algunos ocurren espontáneamente dentro de ti cuando sabias figuras de sueños internos y experiencias corporales te guían. Otros están conectados a maestros espirituales o psicológicos, tradiciones y escuelas. En general, sin embargo, es común experimentar la realidad cotidiana con sus convenciones, reglas y rituales como oponentes peligrosos. La realidad consensuada y las reglas sociales parecen reprimir las señales del inconsciente. La realidad a la que la mayoría de personas se ajusta parece prohibirte investigar tus alucinaciones, molestias, dolores y accidentes.

Frecuentemente, los primeros adversarios dignos con los que debes enfrentarte parecen ser los que tienes más próximos. Los puntos de vista de la realidad consensuada, amigos y familia (quienes pueden amarte pero tenerte envidia), parecen representar el mayor peligro para tu progreso. Los sistemas familiares y grupos patriarcales, convencionales, tienen un poder asombroso, como la hechicería, de la que el aprendiz de chamán debe salvarse. El pretendiente de guerrero se siente acusado de desobedecer reglas sociales fundamentales y de estar coqueteando con dioses prohibidos, con el espíritu de la naturaleza.

Tus maestros guerreros pueden apoyar a estos dioses y abrirte a experiencias de estados de conciencia parecidos al sueño y alterados, los cuales entran en conflicto con la vida cotidiana y los amigos. Pero una y otra vez, a pesar de tus maestros, te olvidas del tiempo-del-soñar; parece sucumbir a la realidad de todos los demás. Sentir tus sueños y tratar con las tensiones sociales resultantes requiere la habilidad de un guerrero en la senda del corazón.

Quizá este es el motivo por el que los chamanes como don Juan, a pesar de su cordialidad, se muestran a menudo como instructores brutales e injustos, empujando (aunque sin conseguirlo del todo) para perturbar la estabilidad de los intelectuales testarudos. De hecho, las enseñanzas de muchos chamanes auténticos son como las enseñanzas de don Juan; a veces parecen dolorosas bofetadas de instructores displicentes e insultados, en lugar de las lecciones de maestros sabios y desapegados.

Incluso teniendo en cuenta que las enseñanzas de los nativos americanos fueron desarrolladas en parte para ayudar a la gente a sobrevivir los peligros inminentes de la vida nómada, el desarrollo del poder y del guerrero parece un tomar una importancia desmedida. ¿El elemento crucial es la batalla o es la conciencia? Sin conciencia, el mejor maestro es tan solo otra persona común poseída por un espíritu e insistiendo que su camino es el único camino. Sea como sea, no puedes eludir la fase del guerrero, porque en cierto momento, comienzas a experimentar los acontecimientos cotidianos como una cuestión de vida o muerte, en los que tus adversarios están tanto dentro como afuera.

Desarrollas el acceso a la experiencia chamánica y al cuerpo-que-sueña dejándote guiar por tu vida interior, la cual muestra que tu lucha es una batalla a la que sólo un guerrero puede sobrevivir. Los instructores externos son de ayuda, pues te dan un sentido de compañerismo y comunidad al mismo tiempo que te hacen volver contra ti mismo. Puede que la muerte sea tu consejero más sabio. Algunas enseñanzas, en particular las de la religión tibetana Bon y el Libro Tibetano de los Muertos, señalan la experiencia de la muerte y la desaparición de la identidad como un instructor crucial de la vida[3].

---

3 Revisa especialmente *El Libro tibetanos de la vida y la muerte* de Rimpoché y *El libro tibetano de los muertos* de Evans Wentz.

Pero tu ego no muere fácilmente, por lo que sólo escuchas los sentimientos y las sensaciones sutiles cuando amenazan matarte. La mayor parte del tiempo tiendes a gobernar a la naturaleza en lugar de obedecerla. Confías en médicos y terapeutas, consejeros, sacerdotes, médicos brujos, facilitadores, e incluso políticos, como si quisieras defenderte de tu propia naturaleza.

La senda chamánica es distinta, porque está basada en sentir acontecimientos impredecibles en ti mismo y en la tierra. El espíritu de la tierra del tiempo-del-soñar fundamenta, inspira y enseña; es un ser inescrutable en sí mismo. Es como un pájaro, un pez en el agua, un puma en carrera, el oso, la serpiente venenosa, la nube encima del pico alpino, el sol al amanecer, la media luna, el rugido de un avión distante. Es lo que el pueblo aborigen australiano, el grupo humano más antiguo que se conoce, llama «El Soñar». Estas gentes, nuestra familia más originaria, dice que los acontecimiento en esta tierra, nuestra geología, y sincronicidades son creadas por los «sueños» de la tierra[4].

Mientras empieza el nuevo milenio, la vida tribal indígena puede estar desapareciendo de la tierra. Pero la historia del chamán y del médico brujo es la de soñar una visión eterna que vive en todos y no puede ser destruida.

Chamanismo y crecimiento personal

Desde el punto de vista aborigen, las técnicas psicoterapéuticas modernas han sido creadas o soñadas por el espíritu de la tierra. Los métodos modernos han sido de ayuda durante mucho tiempo, incluso asombrosos para muchos de nosotros. Pero hoy necesitan una conexión renovada, mágica, con las prácticas ancestrales. Son demasiado internas y no se involucran con la transformación de las comunidades ni con el espíritu del entorno. El desarrollo de la terapia parece haber llegado a un punto muerto.

Con frecuencia, nuestras técnicas modernas carecen del halo mágico y no se dirigen a cuestiones globales como el racismo, la

---

4 Sutton et al., *Dreamings* («Soñares»).

homofobia, los derechos de las mujeres, o la pobreza. Sigmund Freud, Carl (C.G.) Jung, Alfred Adler, Abraham (Abe) Maslow, Carl Rogers, Virigina Satir, Frederick (Fritz) Perls y cientos de otros nos han aportado mucho. Pero la terapia necesita savia nueva para hacerla más fuerte y más capaz de trabajar con problemas políticos, abuso, revolución, y pobreza en vez de enfocarse tanto en las personas las clases altas y medias que tienen suficiente dinero, seguridad y calma como para hacer trabajo interior.

Observemos críticamente por un momento en qué lugar nos encontramos con la terapia y las tradiciones espirituales. Considera, por ejemplo, el desarrollo de mi psicología basada en Jung, a la cual llamo psicología orientada a procesos, que proporciona las herramientas para desvelar secretos codificados en sueños, señales corporales, y estados de trance. Es optimista, y sus herramientas y conceptos me permiten trabajar con personas en estados comatosos del mismo modo que lo haría con grandes organizaciones. Hasta este estudio, sin embargo, omití conceptos de desarrollo y consejos prácticos sobre vivir con el entorno natural y la vida cotidiana.

Con el Taoísmo y el I Ching tengo la sensación de estar siguiendo procesos mediante el uso de la adivinación. Pero el Taoísmo es una escuela de misterio y necesita ponerse al día y ofrecer métodos prácticos para trabajar el cambio en la vida cotidiana. La fuerza del Budismo yace en su potencial apertura; es profundo y sincero en su compasión por cada aspecto de la naturaleza humana. Pero muchos lo usan indebidamente para despreciar la codicia y la violencia, en lugar de utilizarlo para descubrir cómo lidiar con estos sentimientos. La psicología gestalt es crucial para mí por haber revelado una perspectiva dinámica del inconsciente y el aquí y ahora, pero necesita ser puesta al día para poder trabajar con relaciones, meditación y grupos. Jung es mi mentor espiritual, pero la psicología junigana podría utilizar más el cuerpo y comprender mejor la vida en grupo. Además, las tradiciones analíticas no trabajan directamente con la persona que está en un estado alterado de conciencia, el vehículo central del chamanismo. La psicología transpersonal pone énfasis en los rituales orientales y nos proporciona esperanza y eternidad con principios tanto occidentales como orientales, y necesita más realidad clínica. Para acabar, decir que adoro la psicología humanista, ¿pero dónde está su pasión?

Maestros de todas estas escuelas y tradiciones han ido más allá de sus propios métodos y han tenido efectos inmensos en el mundo. Aun así, muchas de estas tradiciones y escuelas te dejan impotente para lidiar con conflictos de grupos grandes, racismo, homofobia, y otros aspectos de la diversidad étnica, racial y religiosa.

Este puede ser el motivo por el que la psicoterapia occidental ha causado sólo un pequeño impacto en África, la India y Japón. Quienes están en el cada vez más poblado margen de las terapias modernas, se dan cuenta de que las tradiciones de Asia, África y la India tienen sus valores espirituales, el arte, el sentimiento y el movimiento que está faltando en Occidente. Aun así, necesitamos algo más que Oriente y Occidente, y más que veneración por el pasado.

Incluso el chamanismo indígena nativo del tipo sanador puede ser aburrido. El sanador típico hace todo el trabajo y requiere poco o nada del cliente. Yo nunca dejaré de ver uno de los aspectos de la vida indígena: los papeles rígidos en los que están todas las personas colocadas. Los hombres hacían esto, las mujeres debían hacer aquello y sólo personas de ciertas familias podían ser chamanes. Las personas modernas quieren ser sus propias sanadoras. En un futuro, el liderazgo y la conciencia que se concentran en el jefe y el chamán tienen que ser más compartidas. Tiene que haber democracia en todos los niveles.

Pero para ir adelante puede ser útil mirar atrás. La terapia no comenzó con Freud.

Las ciencias modernas, la medicina alopática, y la psicoterapia sólo tienen un par de siglos, pero están basadas en la alquimia y tienen una ascendencia chamánica tan antigua como la raza humana. Remontándonos hasta 50 mil años atrás, en todas las culturas indígenas (aborígenes australianos, chamanes africanos, tribus nativas americanas) se encuentran conceptos referentes a la «tierra soñadora».

Todo lo que haces que es divertido está basado en el chamanismo. Bailar en las discotecas hasta que entras en trance, gritar frenéticamente en un partido o festival de música, correr hasta que entras en un estado alterado de conciencia: todas son chamánicas. No olvides que las iglesias más antiguas de la Europa moderna fueron construidas sobre lugares de poder ancestrales. No sólo tendemos a construir sobre nuestro pasado y dañar a los pueblos nativos, también negamos nuestra propia magia y nuestra creencia en lo desconocido para actuar como racionalistas, como si nosotros hubiésemos creado el mundo.

La psicología occidental, sin referencia a la historia mundial antigua, tiende a ser básicamente el sueño de un blanco de clase media. Es un sueño útil, pero se pierde la naturaleza excéntrica del chamán, el amor por la comunidad y una cultura en la que el autoconocimiento está basado en estados alterados de conciencia.

Como nos surgen serias dudas sobre nuestra cultura mundial actual, miramos críticamente a nuestras ciencias, medicina y cultura. Ninguna de ellas se ha creado bajo la idea de sostenibilidad, considerando que en función de lo que hagamos arruinaremos la vida del futuro o la haremos posible. Se deben dar nuevos pasos para reflejar el extraordinario mundo de los chamanes y su sensación de vivir en armonía con la naturaleza; a la vez que estos pasos también deben satisfacer nuestra necesidad de ciencia, vida en grupo, problemas y espiritualidad.

El camino de este libro

Hasta ahora, mi identidad como psicoterapeuta me ha hecho vacilar ante el mundo espiritual y en el vivir el cuerpo-que-sueña por temor a no ser comprendido correctamente. Sin embargo, mi vida externa e interna ya no es capaz de soportar esta parcialidad. Tras observador como las políticas coloniales occidentales han diezmado literalmente a millones de pueblos aborígenes en África, Australia, América del Norte y la India, y después de haberme dado cuenta cómo los pueblos nativos de Japón, China, Hawái y Alaska han sido oprimidos y asesinados, el silencio ya no es una opción para mí. La realidad política de los pueblos aborígenes hoy en día se resume en una falta de derechos civiles. No se les permite tener sus creencias religiosas. Naciones que afirman ser democráticas, incluyendo a los Estados

Unidos, ocupan y destruyen lo que queda de los lugares de poder aborígenes, dando a entender que los grupos religiosos aborígenes que reverencian la tierra no son tan importantes como los grupos religiosos que requieren edificios de cemento en los que rendir culto[5].

En cierto modo, este libro es una prueba para mí, una especie de camino de muerte. Como la figura que se enfrenta a un jurado de fuerzas externas e internas (una historia que contaré en el capítulo 14), debo explicar de manera congruente la necesidad de vivir en la frontera entre la física teórica, el chamanismo y la psicología; o ser abatido por mi espíritu crítico por vacilar, o por el mundo de la psicoterapia por convertirme en un místico irracional. Debo abandonar mi historia personal y mi reputación para escribir este libro.

En estos días, las enseñanzas chamánicas son cuestiones de vida o muerte. Pienso en los muchos maestros nativos que he conocido que han vivido amenazados por hablar a personas no nativas sobre caminos ancestrales. La hija aborigen de nuestros sanadores australianos nos habló de estos peligros. Mientras pintaba el caparazón de una tortuga de doscientos años cerca de su barracón, nos dijo que su padre le había dicho que las experiencias que habíamos tenido con él podían ser escritas pero no discutidas con otros. Con esto ella quería decir que el poder del trabajo ancestral corporal y con sueños quiere darse a conocer a todo el mundo pero no debe ser reducido mediante el análisis. Es como si el tiempo-del-soñar nos estuviese llamando hoy para recordarnos la presencia del pasado; aun así, este tiempo-del-soñar es una experiencia que nunca se podrá comprender completamente con nuestros lenguajes del día a día.

Debes esperar a que la vida te provoque e incluso te fuerce, antes o después, a experimentar el cuerpo-que-sueña. El cuerpo-que-sueña yace escondido tras nuestros problemas de cada día, en las relaciones, la familia, luchas dentro de los grupos, problemas de niños y adultos, crisis de amor, depresiones de la mediana edad, ju-

---

5 Mander y Toms, en *Technology and Native Peoples* («Tecnología y pueblos nativos»), analizan la extinción de las creencias nativas a nivel mundial.

bilaciones y experiencias cercanas a la muerte. Y, por supuesto, todo el mundo morirá algún día.

Sin importar si el destino se llama enfermedad crónica o aguda, fracaso académico o empresarial, impedimento sexual, locura, suicidio, amor secreto... el patrón para vivir el cuerpo-que-sueña merodea en el fondo como antídoto a tu dolor. Parece que nuestros mayores problemas tienen la función de interrumpir la vida y despertarnos a nuestra capacidad total, al hacer del guerrero, a la muerte, y así acabar con nuestra personalidad anterior y encontrar la senda del corazón.

Trabajo de procesos y tiempo–del–soñar

Durante los últimos treinta años, mientras esperaba a que este libro madurase, mientras crecía lentamente en aspectos de elderazgo, he mejorado mi práctica de lo que he estado llamando psicoterapia. He estudiado enfermedades físicas y situaciones cercanas a la muerte, adicciones, estados extremos de conciencia, personas de la calle, problemas grupales e internacionales, niñas y niños, víctimas de Alzheimer; incluso chamanes. Todo lo que he hecho parece girar alrededor del tiempo-del-soñar.

Los conceptos nativos americanos y conceptos de los aborígenes australianos han tenido una poderosa influencia en mi trabajo, como puede verse en los títulos de mis libros; *Dreambody: The Body's role in Revealing the Self; Working with the Dreaming Body; River's Way; The Process Science of the Dreambody; The Dreambody in Relationships; The Year I: Global Process Work with Planetary Tensions; Inner Dreambodywork: Working on Yourself Alone.* Inicialmente, el nombre que le daba a lo que ahora se llama psicología orientada a procesos era *dreambodywork* («trabajo del cuerpo-que-sueña»), lo que enfatizaba la conexión entre el mundo de los sueños y la experiencia del cuerpo.

Al escribir este libro, me asaltaron constantemente nuevas preguntas y busqué respuestas a problemas perennes. ¿Qué implica vivir el cuerpo-que-sueña, no sólo para ti mismo cuando tienes poderosas experiencias cumbre mediante métodos terapéuticos y chamánicos, sino para todas las personas, para el futuro de la vida en la tierra? ¿De qué manera prosigue la experiencia del cuerpo-que-sueña después de la muerte? ¿Estoy suficientemente desarrollado para escribir este libro? ¿Tengo la claridad necesaria sobre mí mismo o soy suficientemente viejo como para ser crítico con la terapia y el chamanismo?

Ejercicios

1. Recuerda un momento en el que estuvieras trabajando en ti mismo. Quizá estabas meditando, trabajando con tu cuerpo o un sueño, envuelto en rituales espirituales o algún otro procedimiento de trabajo interior. De repente descubriste que estabas teniendo un buen «viaje», es decir, estabas viajando por otras dimensiones, dentro de un estado alterado de conciencia. El viaje es un elemento central del chamanismo, y estas experiencias pueden ser llamadas a ser un chamán. Si no has tenido experiencias de este tipo, este libro puede hacerlas más accesibles para ti.

2. Otras experiencias que pueden ser llamadas a aprender más sobre chamanismo son enfermedades crónicas, sensaciones de locura, estados somnolientos prolongados, o la aparición de maestros sabios de sueño en estados de vigilia o en tus sueños. Rememora ahora este tipo de experiencias. Recuerda los estados de ánimo inusuales que te puedan haber producido.

3. Experimenta con «encajar», es decir, identificarte a ti mismo de distintas maneras. Por un momento, mírate a ti mismo como alguien que siempre sigue el proceso del sueño. No te preocupes sobre cómo definir este proceso; deja simplemente que tu imaginación te conduzca ahí. Sigue estas «llamadas» en tu imaginación como si fuesen un proceso intentando soñarte hacia cierto estado. No las veas simplemente como un síntoma de tus perturbaciones. ¿A qué estado aspiraban estos «sueños»?

4. Ahora mírate a ti mismo en un buen «viaje», o imagina una figura sabia que puede lidiar con estados o experiencias especiales.

5. Fíjate en si tu maestro o tu experiencia interior tiene algún tipo de mensaje para ti. Experimenta con sentir este mensaje y tomártelo en serio.

6. Imagínate viviendo este mensaje en tu vida, relaciones y trabajo. Imagina los cambios que debes hacer en tu vida cotidiana.

2

Chamanismo y trabajo de procesos

Los sanadores y acompañantes utilizan muchos métodos y nombres para la sanación y para las experiencias de bienestar: el Tao, Dios, el Camino, el aquí y ahora, la fortuna, el destino, Kismet, Kronos, el inconsciente, la sincronicidad, la individuación, la iluminación... La psicología orientada a procesos, o trabajo de procesos, define estas experiencias definitivas como vivir el cuerpo-que-sueña. Los chamanes se refieren al cuerpo-que-sueña en términos de una sensación de poder.

El cuerpo-que-sueña responde a la eterna pregunta, ¿cómo vivir de un modo que sea equilibrado pero también excitante, pacífico pero divertido, satisfactorio pero a la vez aterrador? Si tratas de controlar o manipular tu energía acabas sintiéndote enfermo o muerto. Si acompañas tus sensaciones corporales, te sientes más aquí, como si realmente estuvieses viviendo o creando vida. Acompañar las sensaciones como el dolor, las molestias y los mareos significa vivir tu cuerpo-que-sueña.

Las ideas modernas sobre los sueños y el soñar se remontan a la mitología antigua. Las ascensiones al cielo y descensos al inframundo involucrando al cuerpo-que-sueña son fundamentales en el chamanismo y probablemente sean nuestra experiencia espiritual más antigua y más extendida.

Como en todas las enseñanzas chamánicas, la mejor manera de entender el concepto del cuerpo-que-sueña es mediante la experiencia corporal directa. Sin una experiencia corporal clara y propia, las enseñanzas suenan a misterios atractivos que nuestro pensamiento malinterpreta como cuentos sobre otras realidades, metáforas sobre viajes de drogas o proyecciones irreales del inconsciente.

Para obtener la experiencia del cuerpo-que-sueña, yo trabajo primero con sueños y experiencias corporales. En los siguientes capítulos intento esclarecer algunas alteraciones en las perspectivas del mundo que pueden ser necesarias para mantener la conciencia en el cuerpo-que-sueña.

Instantáneas del Sueño y del Cuerpo

Si piensas sobre lo que te ocurrió anoche mientras dormías, puede que recuerdes sensaciones corporales, sueños o ambas cosas. Al recordar los sueños, los sacas del contexto del dormir y del propio sueño en el que ocurrieron y los modificas sin darte cuenta. La mayoría de técnicas modernas de trabajo con sueños tratan con los sueños fuera de su contexto original.

Fuera de contexto, los sueños son imágenes que no recuerdas del todo, historias fragmentadas de experiencias que siguen ocurriendo. Son, por decirlo de alguna manera, fotos instantáneas momentáneas e incompletas de un río. Las experiencias chamánicas, en cambio, provienen principalmente de la corriente misma del río. El término «proceso» en «trabajo de procesos» se refiere al acto chamánico de viajar directamente con el río. El trabajo de procesos de una persona puede ser también una terapia común, ya que trabaja con los sueños como instantáneas de otra realidad.

Desde el punto de vista del río, las descripciones de los sueños nocturnos son imágenes de procesos profundos que están ocurriendo. Los sueños que recuerdas son aspectos inconscientes de ti mismo congelados en el tiempo. Son como el álbum de fotos de un viaje asombroso.

Las sensaciones corporales pueden ser parecidas a los sueños. Si hablas sobre ellas, ellas también se convierten en instantáneas del fluir de la experiencia. Si dices que estás cansado o que tienes dolor de garganta, por ejemplo, estás informando sobre tus experiencias propioceptivas o corporales en el momento. Aunque estos sentimientos puedan comenzar en forma de fatiga o dolor de garganta, si te acercas y adentras en ellos (si realmente te sumerges y los cabalgas conscientemente), pronto siguen su camino y evolucionan como el proceso de un sueño.

El cuerpo-que-sueña

El flujo de experiencias conocido como cuerpo-que-sueña no ocurre únicamente de noche, te está ocurriendo siempre. Una de las tareas principales del chamán es acceder al proceso del sueño durante el día. Los sueños que recuerdas son interesantes, pero no sustituyen al acceder al proceso mismo del sueño. Del mismo modo, las descripciones médicas, anatómicas y fisiológicas de tu cuerpo no son sustitutas de tu experiencia del cuerpo-que-sueña.

La mayor parte del tiempo te enfocas únicamente en aquellas sensaciones que van acordes con tu vida cotidiana. Reprimes todo lo demás. Te quedas cerca de casa y evitas el entorno extraño, natural, lo temes como si fuese una zona salvaje. Piensas que el cuerpo está enfermo cuando da problemas, y no consigues darte cuenta de que está intentando soñar, comunicarte mensajes y crear movimientos fuera de tus expectativas.

Por ejemplo, uno de mis clientes soñó que había muerto. En este sueño, salió de su propio cuerpo pero estaba sorprendido de seguir despierto. En vez de trabajar este sueño, seguimos su experiencia corporal temporal, que describió como una sensación de estar cansado. Cuando nos enfocamos en esta experiencia, la fatiga se transformó en relajamiento y en una sensación de dejar ir.

Después sintió y acompañó unos movimientos temblorosos espontáneos que comenzaron en las rodillas y, de repente, estábamos en medio de algo que ya no podíamos explicar. Sintió que estos movimientos espontáneos le estaban impulsando a caminar de un modo extraño, nervioso, desgarbado. De repente se detuvo y dijo asombrado que sentía espíritus de muertos moviendo su cuerpo.

En ese momento estaba viviendo su cuerpo-que-sueña. Su cuerpo se movía como si él estuviese siendo soñado. Su muerte o su espíritu se había liberado de su antiguo cuerpo y su vieja identidad personal. Se movía como si estuviese muerto. Pero algo nuevo lo estaba animando, entrando en su cuerpo para dirigirlo en la dirección que quería ir. No estaba muerto, para nada, estaba más plenamente vivo que nunca.

Aunque este sueño y experiencia del cuerpo pertenecen a un individuo concreto, nos muestra una conexión importante. Si tomas instantáneas de tu cuerpo, experiencias corporales momentáneas o señales, y las usas como invitaciones a lo desconocido (si las dejas evolucionar y desplegarse), reflejan sueños recientes y se convierten en el cuerpo-que-sueña.

Esto es una evidencia empírica que cualquiera puede comprobar: Los sueños son instantáneas de experiencias corporales que están intentando ocurrir, y las experiencias corporales reflejan sueños. Llamo a esta conexión simétrica entre instantáneas de los sueños y el cuerpo, el «cuerpo-que-sueña».

Junto con otros trabajadores de procesos, he podido comprobar la conexión del cuerpo-que-sueña por todo el mundo con varios miles de personas de todas las edades y condiciones. Hemos comprobado que la experiencia del cuerpo-que-sueña se puede encontrar en cualquier lugar del mundo: en Nairobi, en guerreros africanos del desierto, japoneses, aborígenes australianos, indios, europeos, pueblos de América, rusos...

Mi descubrimiento del cuerpo-que-sueña partió de la conexión entre los sueños y el cuerpo. El concepto ha evolucionado, y me he enfocado en el proceso del sueño en muchos ámbitos de la experiencia humana: con parejas, grupos e individuos en muchos estados de conciencia diversos. El concepto también es útil para personas enfermas o cerca de la muerte.

El trabajo con el cuerpo-que-sueña, o psicología orientada a procesos aplicada al cuerpo, trata sobre sentir tus sensaciones corporales y permitir que dirijan el modo como vives. Acompañar tu cuerpo-que-sueña es una tarea de lo más importante. Es el canal de lo que algunos llaman «hacedor de sueños» y a lo que otros se refrieren como «espíritu», o inconsciente. Los australianos nativos lo llaman «tiempo-del-soñar». Los chamanes se refieren a esto como «convertirte en un guerrero en la senda del corazón».

Prestar atención y enfocar

En los siguientes capítulos describo el entrenamiento proveniente de enseñanzas chamánicas que necesitas para vivir el cuerpo-que-sueña. Pero antes de eso, voy a describir en detalle donde creo que encajan esas enseñanzas dentro del tema general de la conciencia y la atención.

Todo el mundo conoce la idea de prestar atención; todos nos decimos unos a otros que prestemos atención. Si cuando eres pequeño no te prestan una atención amorosa puedes morir. Desde pequeño te entrenan a prestar atención a tus padres y maestros y también a las cosas que haces a diario en el mundo. Los mediadores se entrenan para prestar atención al flujo de experiencias internas, imágenes y sensaciones corporales. Los maestros y terapeutas son entrenados para prestar atención a sus estudiantes y clientes. Los amantes se prestan atención uno al otro. Aun así, a menudo sentimos que no prestamos *suficiente* atención.

Los chamanes deben prestar atención a los acontecimientos inusuales en ellos mismos, en sus clientes, y en el entorno. Puesto que un chamán debe ser capaz de vivir una vida normal y cotidiana, desarrolla su atención en la realidad cotidiana, un enfoque que don Juan llama la «primera atención». Pero el chamán debe desarrollar también su atención para captar los procesos inusuales, debe entrenar la «segunda atención», con la que percibe el proceso del sueño.

Uso los términos de don Juan de un modo particular. Cuando te enfocas en alguien con tu primera atención, percibes el significado de lo que se está diciendo. Con la segunda atención, sin embargo, notas aspectos del sueño que se está viviendo, lo que voy a describir en la siguiente sección.

Como receptor de atención, ya sabes cómo es sentirse escuchado o comprendido mediante la primera atención de alguien. Pero puede ser incluso más gratificante que alguien te preste la segunda atención.

Los distintos tipos de chamanes y aprendices parecen dividirse principalmente en médicos y guerreros, o espirituales, chamanes y buscadores. Los chamanes médicos desarrollan su segunda atención para sanar y ayudar a otros; la mayoría utilizan sus habilidades para sus clientes sin requerir que éstos tengan la misma conciencia. Quizá por esto el chamanismo es aplicable de un modo tan amplio; al igual que la medicina moderna, no siempre requiere una conciencia especial del receptor.

Los chamanes guerreros desarrollan sus habilidades para conocerse a sí mismos, mientras que los chamanes médicos principalmente las desarrollan por los efectos terapéuticos. A diferencia del chamanismo en general, el trabajador de procesos comparte con sus clientes la responsabilidad de percibir estados de conciencia especiales, y les anima a que desarrollen su propia segunda atención en la medida de lo posible.

En el trabajo de procesos, «acompañar el proceso» depende tanto del estado de conciencia del cliente como de la conciencia del terapeuta. Ambos necesitan desarrollar la segunda atención. No voy a seguir describiendo el trabajo de procesos, puesto que ya lo he hecho en otros textos, y además deseo actualizar el trabajo de procesos con referencia al chamanismo. Tampoco analizaré o explicaré el chamanismo ni intentaré demostrar que sí funciona ni el porqué. Estoy más interesado en lo que nos enseña en referencia a trabajarnos a nosotros mismos y en relación a nuestra situación mundial actual.

Mis experiencias con situaciones cercanas a la muerte me muestran que la mayoría de personas en esta situación dejan ir la primera atención, caen en la segunda y entran en el cuerpo-que-sueña. Cerca de la muerte todos experimentamos nuestros sueños como experiencias corporales y parece que nos movemos con acontecimientos sutiles e impredecibles, tanto internos como externos. La muerte, el final inevitable de cada individuo, nos da perspectiva sobre nuestras vidas cotidianas.

Por tanto, la primera atención es la conciencia necesaria para lograr objetivos, para hacer nuestro trabajo diario, para mostrarnos del modo en que queremos parecer. La segunda atención se enfoca en cosas que normalmente dejamos de lado, en experiencias externas e internas subjetivas e irracionales. La segunda atención es la llave al mundo de los sueños, hablo de los movimientos inconscientes como de sueño, de los accidentes y los lapsus del lenguaje que ocurren todos los días.

Para poder llevar una vida normal, sientes que debes matar, reprimir o sanar algunas de las señales y síntomas que te están molestando, especialmente si los interpretas como enfermedades a ser superadas. Sin embargo, en estados especiales de conciencia (mientras sueñas, en coma, en danza creativa, en éxtasis, haciendo deporte o el amor), caes en la segunda atención, y comienzas a vivir tu cuerpo-que-sueña. Durante episodios que parecen psicóticos, es decir, estados extremos de conciencia, como alucinaciones o personalidades múltiples, el proceso del sueño puede abrumarte.

Tu trabajo como guerrero es acompañar, sentir y procesar estas sensaciones; recorrer caminos parecidos a los de tus sueños nocturnos. La experiencia del cuerpo-que-sueña te hace sentir completo y creativo. Cuando estás en tu cuerpo-que-sueña, no estás ni despierto ni soñando, ni dentro ni fuera de tu cuerpo.

Desde fuera, la experiencia de cuerpo-que-sueña puede parecer inusual; te lleva a hacer cosas impredecibles, y las demás personas piensan que te has tomado algo o estás teniendo una experiencia cumbre. Desde dentro, sin embargo, experimentas sensaciones y movimientos familiares, aunque incomprensibles. Cuando dejas que estos se desplieguen, te sientes conectado a algo esencial; te conviertes en tu ser completo, independiente del espacio, del tiempo y del mundo.

Dobles señales

Cuando utilizas tu primera atención, te enfocas en tu «proceso primario», tu identidad habitual. Pocas veces desarrollas la segunda atención necesaria para enfocarte en los «procesos secundarios», los eventos parecidos a sueños que transpiran, como accidentes, lapsus del lenguaje, y sincronicidades. Por tanto, estos procesos secundarios te están ocurriendo continuamente sin tu participación. Sin embargo, las personas a tu alrededor los perciben. Los emites como dobles señales. Son lo que te hace asombroso, imposible, incomprensible, poderoso y atormentado.

Las dobles señales son mensajes no intencionados, tu inconsciente vivo, el cuerpo-que-sueña experimentándose en las relaciones. Algunas de estas señales se pueden ver y escuchar, por ejemplo, en la manera inconsciente en que caminas y en el tono que usas al hablar. Pero también te comunicas de una manera que está fuera de las leyes de la física. Es por eso que las personas captan tus dobles señales y tu proceso de sueño desde la distancia y los chamanes pueden sanar clientes que viven lejos.

Para poder tratar con los estados alterados de conciencia que los chamanes y los brujos experimentan, debes comprender al menos los conceptos de «proceso primario y secundario» y «primera y segunda atención». Hoy en día, la mayoría de terapeutas saben que las experiencias y transformaciones importantes no se completan sin acceder a estos estados. Para ganar acceso al tiempo-del-soñar, necesitas las ideas de proceso primario y secundario.

Los conceptos «ego», «conciencia» e «inconsciencia» son útiles para tratar con personas que permanecen en estados normales de conciencia. Pero necesitamos conceptos distintos para tratar con quien está en coma, en un estado psicótico, o en otros tipos de estados extremos de conciencia (como los que los chamanes experimentan).

Recuerdo, por ejemplo, un estudiante que se había quedado atrapado en una experiencia con drogas años antes. Me lo trajeron en medio de un delirio aterrador. Deambuló por la habitación, gritando que las paredes de mi oficina se estaban moviendo. Cuando las tocó, dijo que se doblaban. Lloró porque les había hecho daño al tocarlas demasiado fuerte. Cada vez más estaba más aterrorizado.

Esta experiencia tenía suficiente significado por sí sola. Pero él quería que le ayudase con el terror que experimentaba. Estaba al borde de tener un «mal viaje». Para poder trabajar con él en tal estado, los conceptos de ego, consciente e inconsciente no me servían. En lugar de eso, pensé en la pared como un proceso secundario con el que mi paciente no se identificaba y le dije que creyese en la pared, que la sintiese y la mirase.

«¡Enfoca tu atención en ella!» le grité. «¡Mírala!» No tenía ni idea de qué iba a ocurrir cuando utilizase su segunda atención. Inmediatamente, la pared móvil se transformó en una ola sobre la que surfeaba. Le animé a mostrarme la ola en movimiento, a moverse como la ola se movía. Se puso de pie e hizo magníficos movimientos de danza en forma de ola, surfeando su océano ideal mientras las olas rompían en la orilla de la playa.

De repente se detuvo, me miro sobriamente y dijo, «Arny, ¡soy demasiado rígido en mis estudios!» Su delirio mitigó a medida que se entusiasmaba con las nuevas direcciones que tomarían sus estudios. Necesitaba más flexibilidad en su vida. Al principio de esta experiencia, el estudiante se identificaba con ser una persona sensible con el dolor de la materia. Tradicionalmente algunas terapias se han enfocado en fortalecer el ego (la historia personal del joven como estudiante, en este caso). El trabajo de procesos, al igual que las tradiciones orientales y la Gestalt, se enfocan en la conciencia. La idea básica es que la identidad es un proceso momentáneo, con lo que te identificas a ti mismo en cada momento concreto es como un «proceso primario» que cambia todo el tiempo.

El foco del trabajo de procesos y del chamanismo no está en fortalecer el ego sino en desarrollar la conciencia del cambio. De nuevo, ser consciente significa prestar atención, desarrollar tu primera atención para enfocarte en la realidad momentánea y la segunda para percibir estados alterados de conciencia. La meta del guerrero es desarrollar la segunda atención, pues eso lleva a vivir el cuerpo-que-sueña y a encontrar el camino del corazón.

Ideas de desarrollo

La psicología te ayuda con tus problemas; te lleva a la puerta del otro mundo, espera a que algo emerja y utiliza ese algo. ¿Pero qué ocurre cuando solucionas alguno de tus problemas y te interesas en lo que hay más allá? ¿Qué pasa cuando eres tentado a atravesar esa puerta y continuar a lo desconocido?

Aunque siempre tendrás problemas personales, tu propio proceso de envejecimiento provoca preguntas sobre la naturaleza de otros mundos. Muchas personas están satisfechas con permanecer en este lado de la puerta hasta el último minuto. Pero la pregunta sobre otros mundos se volverá más intensa en el futuro. A medida que la naturaleza se vuelva más limitada a causa de los constantes abusos al entorno natural, tendrás que ir haciendo más con menos, y para lograrlo necesitarás la segunda atención.

Las ideas chamánicas nos explican las fases de desarrollo por las que pasas al encontrarte con el mundo de los sueños. Mircea Eliade ha estudiado los típicos estadios del proceso de convertirte en chamán. Describe tanto etapas como la búsqueda del poder mágico, las enfermedades y sueños iniciáticos como métodos para buscar el alma y rituales secretos. Muchos aprendices llamados a entrar en lo desconocido pasan por etapas de desarrollo y se descubren convirtiéndose en cazadores, brujos, visionarios, guerreros, personas de la senda del corazón...

El cazador es una persona que entiende la realidad y percibe cuando están a punto de ocurrir cosas inusuales. Más adelante, el proceso de individuación creará al guerrero, una etapa que experimentas en ciertos momentos de conciencia elevada y cerca del final de la vida. Como guerrero, utilizas la segunda atención, sales flexiblemente fuera del tiempo, y dejas atrás el ciclo de problemas. Sales de la rueda de vida y muerte y te vuelves tu ser completo al fluir con las experiencias. Los pasos finales están más allá de las técnicas y tratan sobre aprender a seguir la senda del corazón. Entre los nativos americanos, esto a menudo se llama la senda roja; es la base sentimental de tu crecimiento personal, la sensación sentida en el corazón de estar o no estar en el camino correcto. Las ideas occidentales sobre individuación parecen vacías sin esta sensación de corazón ni lo especial de la búsqueda.

Los chamanes como don Juan, quienes viven en condiciones indígenas o en medio de un grupo guerrero, enseñan sobre las diferentes etapas de desarrollo personal a través de vivir en la naturaleza. Sus enseñanzas nos sumergen en una dimensión de la vida que hoy en día se ha vuelto extraña para mucha gente.

Esta dimensión es el soñar de la tierra, el poder del entorno natural que nuestra especie está a punto de arruinar.

No sólo estamos en peligro de perder nuestros bosques tropicales y arruinar nuestro entorno natural, también hemos olvidado nuestra segunda atención, la que siente la magia del mundo a nuestro alrededor. No sólo estamos matando nuestro entorno, simultáneamente estamos auto-abusando de nosotros, ya que negamos nuestro increíble potencial. Quienes desarrollan una segunda atención y un cuerpo-que-sueña se sienten más seguros, más libres de la vida y la muerte, y son capaces de preservar la magia de la vida personal y del medio ambiente.

Ejercicios

1. Piensa en un sueño que hayas tenido recientemente. Apunta la sensación más destacable del sueño. ¿En qué parte del sueño estaba esa sensación?
2. Ahora, pon el sueño a un lado, y nota qué tipo de experiencia corporal estás sintiendo en este momento.
3. Puede ser que estés teniendo dos experiencias, una más familiar y otra desconocida. Intenta aislar la experiencia menos común, la que es desconocida, indescifrable o difícil. Tómate tiempo para percibirla.
4. Utilizando tu segunda atención, enfócate en esta experiencia corporal menos conocida. Deja que esta experiencia evolucione. Entra dentro de ella; primero siéntela. Después experimenta con expresar esta sensación con tu mano. Deja que tu mano se mueva un poco. Exagera el movimiento hasta que veas a donde está yendo.
5. Si la experiencia resultante te recuerda de algún modo a una parte de tu sueño, puede que ahora comprendas mejor tu sueño. Esta experiencia de movimiento es un reflejo de la

sensación del sueño y es una experiencia momentánea de tu cuerpo-que-sueña.

6. Oscila entre prestar atención a tu experiencia corporal e identidad normales y prestar atención a tu nueva experiencia encontrada en tu cuerpo-que-sueña. Practica el hecho de entrar y salir de tu cuerpo-que-sueña.

3

El camino del conocimiento

Hay muchos caminos que llevan a la cima de la montaña. Cuando estás arriba, todos pueden parecer iguales. Cuando estás abajo, sin embargo, las diferencias que hay entre maestros y sendas espirituales son cruciales, porque algunas se ajustan a tus cambiantes estados de ánimo y estilos de vida, pero otras no. El camino del chamán, por ejemplo, es relevante cuando buscas asistencia para adentrarte en estados alterados de conciencia. La senda de Jung es crucial si quieres comprender los sueños y los símbolos del camino. El trabajo de procesos es útil si vives o tienes que trabajar con estados alterados de conciencia dentro de tu realidad cotidiana. La senda transpersonal es necesaria para validar experiencias espirituales. La senda Zen es importante si vivir el momento es el camino al desapego.

El cambio personal y la transformación tienen muchos nombres, y cada uno subraya una característica distinta del crecimiento psicoespiritual. Por ejemplo, en algunas partes del subcontinente de la India, las interacciones irracionales y amorosas entre gurú y discípulo conducen el desarrollo de un sutil cuerpo-que-sueña. En el Taoísmo, desarrollar el cuerpo-que-sueña significa ajustarse al flujo cíclico del Yin y el Yang, devenir una nube que llueve sin prestar atención a las fronteras entre dos ciudades.

Los distintos procesos budistas de crecimiento personal están ligados al aumento de la conciencia, a descubrir o crear un observador imparcial, es decir, un punto de vista desapegado. La iluminación ocurre espontáneamente y no puede ser obtenida únicamente con el poder de la voluntad. En el Zen, la iluminación aparece como una actitud especial ante la vida. La enseñanza de uno de nuestros maestros Zen japoneses (Keido Fukushima, del Monasterio Tofukuji en Kioto) es que «cualquier día es un buen día», refiriéndose a que, con la actitud correcta, incluso el destino más difícil es de algún modo aceptable.

En el judaísmo cabalístico, el desarrollo personal es equiparado a un árbol mágico que echa raíces, y crece para alcanzar el cielo, desarrollando todas las ramas de nuestros poderes. En la alquimia, las personas son vistas como mezclas no refinadas de opuestos. Crecer significa cocinar y transformar, en un recipiente lleno de conflicto que transforma y transmuta nuestras naturalezas.

En la psicoterapia occidental la iluminación y el desarrollo son igual de amplios. En las siguientes sinopsis, ofrezco sólo breves generalizaciones de complejos sistemas de terapias. En las partes del mundo donde se hablan idiomas europeos, los psicoanalistas freudianos se enfocan en hacer conscientes los sentimientos reprimidos. Relacionan cuestiones de sexo, muerte y autoestima con experiencias de la infancia. Adler demostró cómo el crecimiento personal conduce al manejo del poder y esto conecta la vida interior a los roles sociales. La terapia Gestalt nos recuerda la presencia del aquí y ahora. Los terapeutas corporales identifican el crecimiento personal con sensaciones físicas, como la relajación y el bienestar. Maslow y la psicología transpersonal conectan el crecimiento personal al desapego de las experiencias fuertes, a la compasión y a la auto-actualización.

Según Jung, durante la primera mitad de la vida estás ocupado en adaptarte a la sociedad. En la segunda mitad, vives roles universales y espirituales. La individuación conlleva hacer consciente lo inconsciente. Este proceso está ocurriendo todo el tiempo, a veces con conciencia de crecimiento y a veces sin ella. Al observar series de sueños durante largos periodos de tiempo, Jung conjeturó que la personalidad oscila lentamente alrededor del sí-mismo (o self), la persona completa. A este proceso de maduración psicológica y consecución del auto-conocimiento, Jung lo llamó «individuación». Es el impulso central y orientador de la vida, el resultado de hacerse mayor y más sabio a la vez que hay una evolución biológica, psicológica y medioambiental.

A pesar de su enorme importancia, sabemos poco del proceso de crecimiento personal. Conocemos sus símbolos (como el círculo, la espiral, y el mandala), pero no sabemos mucho de sus efectos sobre nuestras relaciones, cuerpo y entorno. ¿Cómo cambia nuestro cuerpo a medida que aumenta nuestra sabiduría? ¿Qué determina la longevidad de la vida? ¿Por qué la vida de algunas personas termina violentamente a una edad temprana? No sabemos cómo el crecimiento personal está conectado con la evolución del mundo, y recién comenzamos a aprender a trabajar con enfermedades mentales y físicas extremas.

Estudiamos la proyección, y todos nosotros buscamos a alguien que nos muestre el camino y guíe nuestro crecimiento. Pero aún no nos preocupamos lo suficiente del proceso de aprendizaje, de la relación necesaria y amorosa entre el aprendiz y el facilitador.

Muchas psicoterapias y tradiciones espirituales podrían beneficiarse del punto de vista chamánico sobre el desarrollo. La individuación, el desapego, y la auto-actualización son conceptos importantes que se refieren principalmente a la conducta en la realidad cotidiana. Si lo que ocurre durante los últimos momentos de la vida sirve de indicador de tu objetivo final, debes tener en cuenta el cuerpo-que-sueña y los estados alterados de conciencia en conexión con el desarrollo personal. El chamán trabaja con sueños lúcidos, visiones atormentadoras, acompañando a las sensaciones corporales, reverenciando a la naturaleza y promoviendo, no sólo el crecimiento personal, sino la conciencia ambiental y un sentimiento de comunidad. Como en la tradición tibetana y egipcia, el chamán trabaja con la experiencia de la vida después de la muerte, es decir, con los acontecimientos que ocurren después de liberarte de tu identidad, tu historia personal.

La mayoría de caminos buscan transformar nuestra identidad personal. En función de la situación, un buen terapeuta parecerá jungiano, freudiano, bailarín, contador de cuentos, chamán, analista, maestro o idiota. En el crecimiento personal, según la perspectiva orientada a procesos, el individuo no sólo modifica su comportamiento sino que también expande su atención. Madurar significa prestar atención tanto a los eventos que sostienen tu identidad como a aquellos aspectos de la vida que rechazas, a los que normalmente no prestas atención y te perturban.

Con trabajo interior, buena suerte y estudio, este proceso de crecimiento significa incrementar la capacidad para utilizar tanto tu atención como tu conciencia mientras éstas se desapegan gradualmente de tu yo cotidiano. Desde un punto de vista desapegado, no estás conectado ni con tu vieja identidad ni con las cosas nuevas que aparecen en ti (al menos por algunos instantes). En el instante en que te identificas siendo consciente del flujo de la vida a la vez que siendo parte de ese flujo, tienes una experiencia cumbre y significativa. Muchas personas describen este estado como una vacuidad, es decir, sabes que en cada momento eres cualquiera de tus distintas partes y ninguna de ellas.

Este esbozo básico del proceso de crecimiento personal, concuerda en muchos aspectos con las tradiciones espirituales que no enfatizan la psicología del ego o de la conciencia. El modo de proceder de este crecimiento depende por completo del individuo. Por tanto, puedes describir tu trabajo en términos de descubrimiento del inconsciente o en términos de domar la serpiente, el Kundalini. El cambio viene a veces de un problema irresoluble o de un koan, a veces de una interacción grupal, a veces de una experiencia corporal. El trabajo de procesos no se enfoca en quién eres o en quién te puedes convertir sino en lo que percibes. Como en las tradiciones budistas, alcanzas uno de los objetivos en el momento en que te identificas como facilitador de eventos, en contraste con identificarte en ser uno de los eventos.

Fuerzas inexplicables

La perspectiva de procesos tiene mucho en común con *El don del Águila* de Castaneda. Don Juan cuenta el mito del guerrero en el que el águila ha otorgado a cada ser humano la oportunidad de la eternidad, y cada ser vivo tiene la oportunidad de «evitar la llamada de la muerte» al perpetuar la «llama de la conciencia». En este hermoso y conmovedor cuento sobre la lucha de la liberación, desarrollarse significa disciplinar la conciencia, diferenciar las atenciones y transformarse en una persona de conocimiento. ¿Pero qué te motiva a escoger este camino?

Mircea Eliade señala que el camino del chamán es «forzado»; las personas son empujadas a él mediante enfermedades, predisposiciones hereditarias, sueños, magia, y desmembración corporal[6]. Hay todo tipo de actividades asombrosas conformando la senda del chamán. La hacen terrorífica y vivificante. Experiencias como ver espíritus, escuchar lenguas secretas y experimentar acontecimientos indescriptibles (incluyendo tomar el camino de la muerte), llenan su vida. No es extraño escuchar en la historia moderna de don Juan sobre la enseñanza chamánica, que este camino a la conciencia es una batalla compleja, una batalla «forzada» en la que lo desconocido te instiga[7].

Al desarrollo chamánico se le llama camino del guerrero, y no es sorprendente ya que la tendencia habitual es estar siempre intentando reprimir o evitar alguna cosa, luchar contra algo. O sin saberlo eres la víctima de alguna persona o fuerza, o estás intentando una hazaña heroica, preparándote para confrontar fuerzas inexplicables que siempre serán mucho más grandes y poderosas que tú. Mientras que algunos escogen huir en vez de enfrentarse a estas fuerzas, el maestro proverbial dice que estas fuerzas inexplicables vienen a ti, estés o no preparado para ellas. Debes ir a su encuentro; sucumbir a ellas disociándote, o hacer de ellas tus aliados.

El camino del chamán es una lucha de toda la vida con lo desconocido. Está llena de tensión, porque constantemente te confrontas con nuevos aspectos de la realidad, que están siempre justo un poco más allá de tu creciente capacidad para tratar con ellos e integrarlos. Sueños apremiantes y problemáticos, problemas corporales insufribles, crisis severas en las relaciones, adicciones, estados de ánimo inaceptables y aspectos del destino te provocan para

---

6 Eliade, Mircea, *El chamanismo y las técnicas arcaicas del éxtasis.*
7 Castaneda, *Una realidad aparte.*

despertarte y luchar por tu vida. La vida parece atacarte como a un oponente, quizá porque la rechazas. Ves lo desagradable o lo desconocido como un aspecto de la realidad que no te pertenece.

Piensas, «Soy esto y no aquello. Nunca seré de ese modo». Crees que todo lo que parece ser un sueño proviene de otra realidad. Al abrirte a nuevos aspectos de la vida, lo desconocido se vuelve más familiar y parece ser lo que trata de ocurrir en el momento. Con cada nuevo entendimiento profundo, surgen situaciones nuevas y aparentemente incomprensibles, espoleándote o frenándote. Intentas decidir en lugar de seguir el destino.

El maestro chamánico no comprende estos aspectos del destino en conflicto como oponentes a ser superados, sino como oportunidades y, posiblemente, tus aliados más poderosos. Las fuerzas inexplicables son justamente eso. Ya sean monstruos o divinidades, problemas corporales, o preocupaciones con el mundo o las relaciones, te desafían a expandir tu identidad y aceptarlos como la alfombra mágica de la renovación. Según el primer capítulo del *Tao Te Ching,* un aspecto de los poderes que te conducen puede ser nombrado, el otro es indescriptible.

Los aborígenes australianos hablan del poder de un modo similar. Hay un relato en el que un hombre dice, «Mi padre dijo... 'Mira hijo mío. Tu Soñar está ahí. Es una cosa grande; nunca debes dejarla pasar de largo... Hay algo ahí; no sabemos qué; algo... como un motor, como el poder, mucho poder; algo que trabaja duro: que 'empuja'»[8].

Los maestros nativos intentan despertarte al poder de lo desconocido (a este «algo», este poder parecido a un motor) y al hecho de que sí funciona. Sin embargo, es difícil explicar su naturaleza exacta. En todas las tradiciones, la manera fundamental de trabajar con fuerzas opuestas es a través del respeto por la naturaleza inexplicable del poder.

Mientras que muchos sistemas psicológicos y espirituales proponen explicar y evitar obstáculos, el chamanismo afirma que estos obstáculos contienen un «poder» que sólo te pertenece parcial-

---

8 Sutton et al., *Dreamings* («Soñares»).

mente. Por tanto, como principiante, aprendes que el mundo está lleno de acontecimientos aterradores; te sientes como un ser impotente, acosado por poderes masivos e inexplicables. En lugar de luchar contra estas fuerzas o intentar explicarlas, el chamán abandona el intento de cambiar lo que no puede comprender y se reorienta adaptándose a la dirección de esas fuerzas.

La persona común, que don Juan llama «fantasma», intenta mantener estas fuerzas bajo control y se niega a sentir su propia impotencia. La persona común, tu propio inconsciente ingenuo, te lleva a creer que la medicina curará tu cuerpo, que la psicología te hará más razonable, y que ser buena persona te ayudará en tus problemas de relaciones. La plegaria reducirá el impacto del destino, y la tecnología domesticará el universo. Sea lo sea lo que ocurra, te aferras a la creencia de que o bien serás salvado de lo desconocido o descubrirás nuevas soluciones a tus problemas. Crees que eres el centro de un mundo que te pertenece.

Sólo momentos de terror e inseguridad delatan tu impotencia. La parte más sabia de ti, tu brujo, se da cuenta de que la vida es, en última instancia, algo más allá de tu mente y tu cuerpo cambiantes. Ninguna teoría puede explicar nada completamente; los orígenes de todo, incluso de tus impulsos más simples, parecen conectados con el universo mismo. Ante esta realidad, el aprendiz intenta entablar amistad con lo desconocido.

El aprendiz de chamán toma este punto de vista e intenta transformar la acometida del destino en un aliado, como una experiencia de sus propias profundidades y energías, esto lo empodera e incluso le trae un misterio mayor. Durante una de las primeras charlas en *Viaje a Ixtlán*, don Juan advierte a Castaneda que la brujería no le ayudará a vivir una vida mejor. De hecho, convertirte en un guerrero te bloquea, haciendo que cada paso sea más complicado y peligroso que el anterior.

Esta advertencia describe la asombrosa naturaleza de la senda del conocimiento. Cualquier cosa que conduzca a este camino, ya sea la psicología, el chamanismo o la práctica de la meditación, no debería divulgarse como un camino a la paz y a la armonía, pues también puede conducirte a lo contrario. Una conciencia más elevada invita a grandes descubrimientos y te abre a fuerzas que te empujan a ser vividas, expresadas y aceptadas como parte de ti mismo. Esto, a su vez, te pone en conflicto una y otra vez con tu propia identidad y tu comunidad.

La relajación, paz, sanación y bendición son interludios en el encuentro con tu totalidad. Necesitamos una nueva palabra que englobe todo el proceso de descubrimiento y aventura, la asombrosa y aterradora naturaleza de nuestro mundo. Mientras todo el mundo busca sanación y amor, el aprendiz de chamán también busca problemas y ser uno con la naturaleza.

Un hombre con el que me encontré en una conferencia en Japón había estudiado un poquito de psicología occidental y estaba plagado de sueños. Me suplicó literalmente que le ayudase con lo que él llamaba su «sombra». Dijo que su sombra se había acercado a él en más de doscientos sueños, aterrorizándolo y exigiendo cosas desconocidas. Cuando le pedí que me enseñara su sombra, se abrumó de inmediato, pero antes de que me diera cuenta, saltó de repente como un artista marcial y comenzó a lanzar golpes. Todas las personas que estaban mirando, incluido yo, nos quedamos perplejos.

Mientras luchábamos, le hablé y recomendé que sintiese con más profundidad todavía quién era y con quién estaba luchando. Respondió gruñendo y comportándose como un demonio. «Quiero tus ojos, tu corazón y tu mente», gritó siendo su propia sombra, mientras íbamos de un lado para el otro y rodábamos por el suelo. Chilló como un espíritu incorpóreo, en lenguajes que me eran completamente desconocidos. Cuando la furiosa lucha paró por un momento, animé al espíritu a mostrarse todavía más.

De repente el hombre comenzó a llorar y me dijo que su sufrimiento comenzó hace unos años, cuando se sometió a una cirugía para tratar de corregir sus ojos ligeramente bizcos. Lo que no sabía en aquel entonces era que una fuerza desconocida e inexplicable estaba detrás de su apariencia, lo que él llamaba su sombra, el demonio que estaba personificando. Cuando la fuerza ya no podía manifestarse físicamente a través de sus ojos, se volvió furiosa.

El hombre comprendió de repente que detrás de su desventaja física había una fuerza inexplicable, un potencial espíritu de poder, un aliado. Dijo que conocer al aliado le conectaría con la historia natural de Japón, con el sintoísmo, con la libertad del Zen, con su propia totalidad. Este hombre estaba atrapado entre su demonio y el mundo de la gente común.

Así pues, abrirse al conocimiento hace al brujo más vulnerable que a la persona común. Por un lado, las personas a su alrededor le temen, odian y se vuelven celosas de sus movimientos; por el otro, los poderes inexplicables que lo rodean se vuelven todavía más peligrosos si los ignora.

Este hombre había quedado atrapado entre el odio hacia sí mismo y el poder del aliado, entre su apariencia y sus poderes. Si se acercaba demasiado a su aliado perturbaría al mundo; si se mantenía demasiado lejos de su demonio, éste lo mataría a través de la violencia. Su aliado había estado utilizando los ojos bizcos para expresarse y se había vuelto furioso después de la operación. Este hombre tenía realmente un aspecto ancestral inexplicable y poderoso. Su «sombra» era el cuerpo-que-sueña, que había aparecido por primera vez en su problema en los ojos.

En un momento u otro, todos vivimos entre dos mundos imposibles: el mundo de la realidad cotidiana y el mundo de la naturaleza inexplicable. El crecimiento personal, por tanto, es un proceso al que sólo puede sobrevivir un guerrero, alguien que lucha y media entre los poderes sociales que rigen el mundo y las fuerzas de lo desconocido.

Pero todo esto se ha dicho muy rápido, nos hemos adelantado demasiado. Lo primero que debes saber es que tomar la senda del autoconocimiento significa enfrentarte a problemas como depresiones, muertes o calambres, así como a la furia e incomprensión de tu alrededor. Y entender que todo esto es tu propio poder en potencia. Sin comunicar sus intenciones directamente, el chamanismo te enseña a prepararte para sobrevivir las embestidas de la vida, a seguir lo que a primera vista parecen experiencias inaceptables y a aprender de ellas.

Ejercicios

1. Piensa en tu camino de desarrollo personal. Encuentra los elementos que este camino comparte con el chamanismo: una visión inicial o «llamada», la primera y segunda atención, estados alterados de conciencia, sueños lúcidos...
2. ¿A qué denominas fuerzas inexplicables en tu senda? ¿Aparecen como enfermedades, sueños, amigos celosos, ambición? Ponles nombre a estas fuerzas.
3. Identifica fuerzas inexplicables y aparentemente insuperables que te están empujando ahora.
4. Utiliza tu imaginación y considera que estas fuerzas inexplicables son poderes potencialmente útiles de ti mismo. Imagina que te pertenecen en lugar de rechazarlos.
5. Imagina dónde y cuándo puedes utilizar estas fuerzas.
6. Date cuenta de cómo ahora estás viviendo entre el miedo a estas fuerzas y el miedo a la incomprensión que pueden mostrar las personas de tu alrededor si vives estas fuerzas más directamente.

4

Primeras lecciones

Probablemente, tu primera lección chamánica será descubrir que la naturaleza es una aliada maravillosa que te enseña cómo vivir. Sólo tienes que escucharla. Por lo tanto, es normal, que en uno de sus primeros paseos, don Juan le diga enigmáticamente a Castaneda que el entorno está vivo, que las plantas están vivas y pueden sentirlo todo. En ese mismo instante, un fuerte viento atraviesa el desierto chaparral que les rodea. Don Juan le dice a Castaneda que la brisa está de acuerdo con él.

Los chamanes tratan al entorno como si estuviese lleno de espíritus que se muestran conformes o no con tu camino. Nuestros sanadores en África y Australia se referían al entorno como el guía que nos indicaría el momento del siguiente paso. En ambos continentes, mi mujer Amy y yo hemos tenido que esperar horas o incluso días para el «momento oportuno». Estas personas explican que las experiencias e ideas deben ir al unísono uno con el entorno; pertenecen al mundo alrededor nuestro.

Un taoísta diría que el poder del chamanismo proviene del Tao. Un físico podría explicar que una conexión no local une diferentes puntos en el campo del mundo. Jung habría llamado a esta conexión entre el viento y las ideas de don Juan una sincronicidad, es decir, un acoplamiento entre dos eventos aparentemente inusuales que son sentidos por la persona que los experimenta como significativos. El chamanismo te recuerda que el entorno tiene su propia inteligencia y que es parte de ti.

La espiritualidad indígena se basa en la percepción de que las plantas están vivas y sienten. Son nuestros hermanos y hermanas. En el siguiente relato, un aborigen australiano habla sobre la conciencia de la tierra y sobre como uno no debe ni siquiera jugar con ella. Habla de su padre. «Cuando tenía 16 años mi padre me enseñó a cantar algunas de las canciones que hablan sobre la tierra... un día fui a pescar con papá. Mientras caminaba detrás de él, estaba arrastrando mi lanza que iba dejando una larga línea detrás de mí. Me dijo que dejase de hacer eso. Continuó, diciendo que si dejaba una marca, o hacía un agujero sin motivo alguno, estaría dañando los huesos de los pueblos tradicionales de esa tierra. Sólo debemos cavar o dejar marcas en el terreno cuando actuamos o recogemos comida[9]».

Según el pensamiento aborigen, el Soñar, o entidades ancestrales, ha creado la geología de la tierra; estas entidades están vivas y están soñando eventos ahora mismo. Con las experiencias en las que sentimos el entorno como un sueño, como que tienen una mente propia, adopto un enfoque fenomenológico. Llamo al sentido, o canal de comunicación por el que se experimenta el entorno, el «canal mundo».

Cada persona tiene muchos canales distintos para percibir y expresar información. Tenemos la vista y la audición, a través de las cuales vemos y escuchamos. Te experimentas a ti mismo a través de sentimientos, del movimiento y de las otras personas. También tienes un canal mundo a través del cual te comunicas con el mundo de maneras que no siempre pueden reducirse a la física de la visión y la escucha. Antes de los tiempos modernos, los indios hopi pensaban que nos comunicábamos con las plantas a través de la coronilla de la cabeza. Para ellos, el aparato sensorial del canal del mundo estaba ahí. Considero este canal tan importante como nuestros canales sensoriales.

Durante otro paseo, don Juan afirma que no hay nada que aprender sobre las plantas porque no se puede utilizar ninguna fórmula intelectual para comprenderlas. En ese momento, el rugido de un avión volando bajo sobresalta a Castaneda. Don Juan está entusiasmado y utiliza la excitación del momento para volver a exclamar que el mundo está de acuerdo con él.

---

9 Sutton et al., *Dreamings* («Soñares»).

Para nuestra mente indígena, nuestro corazón chamánico, el «mundo» significa todo lo que hay en la tierra: hojas, brisas, aviones. Todas las cosas de tu mundo son parte de tu proceso. En tu mente natural, no hay conexiones misteriosas o sincronicidades. No hay tierra salvaje. Todo es parte de ti. En esta mente, el mundo tampoco es algo estadístico. El paradigma indígena no separa la psique de la materia, lo interno de lo externo. Al igual que el yogui descubre que es el Atman, o todo el mundo, el indígena vive como si el mundo fuese su pareja y sí mismo.

La ciencia y la filosofía europea del siglo dieciséis comenzaron a asumir que el mundo estaba separado de nosotros; era algo ahí afuera. La alquimia, predecesora de la ciencia moderna, creía que los diferentes elementos de nuestras personalidades debían ser «cocinados» antes de combinarse para crear el *unus mundus*, o el «un solo mundo» místico. En su modelo de transformación, discutido por Jung en su *Psicología y alquimia*, los distintos elementos del mundo están separados. A la labor de transformar estos elementos se le llama *opus magnus,* o gran obra.

La receta alquímica para incorporar el entorno en tu psicología era algo parecido a esto: primero unificas tus partes mentales e intelectuales trabajando los conflictos en tu cabeza, para crear la *unio mentalis*, un tipo de armonía mental. Después unes estas soluciones mentales con el cuerpo, creando lo que llamaban el *caelum*, literalmente «cielo». Creo que aquí los alquimistas estaban intuyendo algo como el trabajo corporal: sentir y expresar en movimiento lo que piensas. Después de combinar los estados mentales con el cuerpo, en la fase final de la gran obra, el *caelum* se conectaba con el entorno. Esto creaba el *unus mundus*, en donde todo coexiste como un campo, un mundo.

El *unus mundus* era un campo psicoespiritual unificado. Probablemente, este es el motivo por el que Jung afirmó en sus *Mysterium Conjuntionis* que el trabajo de los alquimistas podría conectar la física con la psicología, y apuntó la importancia que tendría este aspecto en el futuro de la terapia. Echando la vista atrás, creo que la filosofía científica o postcartesiana europea que siguió a la tradición alquímica, así como los problemas de la física actual (relacionados con la separación de la psique y el soma, la mente de la materia, el cuerpo del entorno) son el resultado de olvidar el *unus mundus* alquimista.

El pensamiento indígena se originó en un paradigma completamente distinto, en el que la naturaleza y la mente eran uno. Para los pueblos nómadas de todo el mundo, que viven en estrecha conexión con el entorno, ser congruente con el mundo no es simplemente una teoría o filosofía, sino una cuestión de vida o muerte. Si no eres uno con el entorno, podrías dormir en el lugar equivocado y convertirte en la presa de animales.

Los pueblos indígenas sufren la insensibilidad de las naciones modernas e industrializadas que destruyen lugares de poder para hacer mega autopistas, queman bosques tropicales para construir casas, y establecen parques y áreas recreativas en antiguos cementerios sagrados. Este modo destructivo de relacionarse con el mundo se manifiesta no sólo en la contaminación del aire y del agua, sino en la manera en que reprimimos nuestra propia naturaleza al no conseguir desarrollar la segunda atención que experimenta la tierra como misteriosa y viva.

Para mí, el pensamiento indígena es el fundamento de los procesos grupales. El grupo se expresa a sí mismo través de sus individuos y del entorno, y viceversa. En cierto sentido, no existe el trabajo individual o grupal; todo lo que haces es procesar los eventos de la naturaleza. Reincorporar o descubrir el espíritu del entorno en la vida cotidiana es ver a las personas y sus entornos como un único ser. Por ejemplo, si le hago una pregunta a un miembro de una pareja, familia, o grupo; esperar una respuesta del individuo al que me dirijo es un prejuicio perceptivo. La respuesta puede venir de cualquier parte del entorno; puede que otra persona hable o que el entorno mismo se manifieste de algún modo. Obviamente, hay ocasiones en las que cada persona tiene que hablar por sí misma, pero deberías tener cuidado en no quedarte atrapado en el paradigma de que el individuo sólo está localizado en su propio cuerpo. Debes tener en cuenta la posibilidad de que cada uno de nosotros sea un canal para el mundo, del mismo modo en que el mundo es un canal para cada uno de nosotros.

Cuando estás solo en la naturaleza, hay veces en que te sientes unido al entorno. Sientes el mundo a tu alrededor como si fuera una parte de tu cuerpo o un compañero, enviando mensajes de concordancia o discordancia, de placer o estrés. Esta sensación es crucial si necesitas pescar o cazar para comer. Pero el modo en el que la gente nativa se relaciona con el entorno va más allá de una cuestión de supervivencia. Es la base de sus tradiciones espirituales y una parte integral de su psicología. Sentir la voz del entorno natural puede ser un método importante de protección y una senda al conocimiento.

Recuerdo haber dado un taller con chamanes nativos norteamericanos, amigos míos del Noroeste del Pacífico canadiense. A menudo empiezo mis seminarios encontrándome con la gente, pero como nuestro seminario comenzaba cerca de un río en la zona central de Oregón, estas personas celebraron un ritual del fuego para los espíritus del entorno. Como estos espíritus no fueron capaces de llegar el primer día, en el segundo anochecer les ofrecieron a los espíritus platos de comida y vasos de cerveza y se comunicaron con ellos. Después de que el fuego se apagase, explicaron que debía tratarse de los espíritus de un nativo americano y una persona blanca fallecidas hacía poco. La información que dieron encajaba con los detalles de la descripción de dos personas sobre las que oímos hablar después, que habían muerto recientemente en esa área. Los chamanes dijeron que la razón por la cual algunos participantes habían dormido con desasosiego la primera noche fue que el ritual del fuego para los espíritus del entorno todavía no se había concluido. Ciertamente, después del fuego, los espíritus permitieron que toda la gente descansase mejor que durante la primera noche.

Historia personal

Cuando el mundo te habla, es imposible saber si el mundo te está haciendo cosas a ti o tú le estás haciendo cosas al mundo. Quizá te veas provocando algunos eventos y recibiendo otros, pero nunca estás seguro de si eres tú quién envías mensajes y obtienes respuestas o si el mundo te envía mensajes a los que respondes.

La simetría o invariancia inherente del mensaje significa que no puedes asumir que eres el centro del universo, quien inicia o crea cosas. Eres un aspecto del mundo. El objetivo de las tradiciones místicas y espirituales es este cambio radical en la identidad: de ser el centro a ser participante.

Sentirte a ti mismo una parte del mundo entero te crearía una crisis de identidad si te permites experimentar ser el entorno. Sin embargo, las sincronicidades, aunque momentáneamente chocantes, no son suficientes para sacudir a aprendices como tú y yo fuera de nuestros mundos centrados en nuestra propia persona. Puede que necesitemos otra lección.

Las enseñanzas budistas, los rituales chamánicos y el proceso de envejecimiento dan a entender que tu identidad personal desaparecerá pronto. La historia personal es tu identidad, el rol que tienes en una comunidad determinada y en el mundo. Eres un hombre, mujer, madre, padre, esposa, marido, pareja, estudiante, mecánico, profesor; el Protestante, Católico, Judío, Musulmán, Budista; el africano, americano, europeo, australiano, japonés, indio... Eres todas estas cosas y más. Te identificas con tus objetivos pasados y presentes, tus talentos y tus problemas.

Debes borrar tu historia personal; si no, estás a merced de lo que piensen las demás. Tu identidad te limita forzándote a adoptar papeles o modelos sociales necesarios para tu comunidad. En este sentido, lo que piensen de ti las otras personas tiene poder sobre ti. Si eres un nativo americano y comienzas a estudiar en la universidad, tus hermanas y hermanos pueden mostrarse suspicaces. Si eres padre de familia y comienzas a estudiar, puedes provocar resentimiento en tu hogar. Si eres ministro y hablas de Dios como el entorno, puedes tener problemas con la iglesia moderna. Si eres una mujer y decides no casarte, tu familia puede despreciarte. Si eres gay o lesbiana, el mundo puede rechazarte. Tu propio mundo proyecta sus talentos y problemas sobre tu identidad, quitándote tu libertad personal para ser quién eres. Aun así, te desapegas de tu historia personal, consciente o inconscientemente, de muchas maneras. Los estados alterados de conciencia, como la furia y el éxtasis, pueden perturbar tu identidad. Cuando te enamoras de una persona prohibida por tu entorno, entras en conflicto con quién eres. Tu historia personal es sacudida cuando estudias temas censurados, estás cerca de la muerte o te pones enfermo; cuando una pareja muere o te deja; o cuando tus hijos crecen.

Si no te desapegas tú mismo de tu historia personal, comienzas a temer que la muerte o algún daño lo haga por ti. La vida consiste en enfrentarte continuamente al terror y al placer de convertirte en un individuo nuevo, sin historia. He aprendido en mis estudios sobre sueños de la infancia que perder la historia personal es una lección crucial. Y parece que, desde el nacimiento, todos estamos destinados a aprenderla. A menudo, los primeros sueños o primeras memorias, contienen algún conflicto dramático que amenaza al yo con el que te identificas; te persiguen demonios, brujas y monstruos.

Si aparecen aliados poderosos como antagonistas en tus sueños más tempranos, tu mito es enfrentarte al aliado, estés o no dispuesto a este encuentro. A lo largo de tu vida, te enfrentas a muchas formas de tus atacantes míticos, hasta que cambias el modo en el que te defines. Durante ciertos periodos de tu vida el ataque parece remitir, pero volverá de nuevo para inducirte a abandonar tu historia personal.

Es como si vivieses y murieses muchas veces. A veces parece que sólo tienes una lección fundamental que aprender: Abandonar constantemente cualquier tipo de identidad rígida. Taoístas y budistas lo resumen así: Todo es transitorio. En vez de reconocer esto, sin embargo, te encuentras mirando hacia adelante, esperando que llegue el día en que te habrás liberado de esta batalla entre tú mismo y tus sueños, creyendo que si puedes superar tus problemas serás libre. Te atraen los relatos donde la vida del héroe depende del resultado de una batalla dramática entre él mismo y un contrincante del más allá.

Tomas decisiones para intentar cambiar en alguna dirección o adoptar un programa que te cambie a ti, sustituyendo una identidad por otra o uniendo las dos. Incluso tratas de abandonar tu antiguo yo e identificarte con algo nuevo y útil. Pero tu vida puede seguir siendo un lío, ya que sigues atormentado por padecimientos y conflictos crónicos en las relaciones.

Finalmente llega el punto en el que cuánto más cambias, más sientes la complejidad de todo. Cambiar identidades, incluso liberarte de una inhibición previa, no es suficiente. El proceso de crear y abandonar la historia personal lleva al descubrimiento de que no eres ni esto ni aquello, sino la conciencia de todo ello.

La desmembración chamánica o los rituales de iniciación reflejan esta experiencia cumbre[10]. En ellas, el aprendiz o buscador se encuentra con fuerzas increíbles, demonios viciosos, y sufre una tortura inimaginable mientras su cuerpo es arrancado en pedazos y desmembrado en visiones. El simbolismo de que te arranquen miembros e intestinos y después sean reemplazados, refleja las experiencias que tiene mucha gente durante largos periodos de tiempo. Las enfermedades crónicas, los sentimientos de ser despedazado por fuerzas contrincantes y las experiencias cercanas a la muerte tienen con frecuencia el objetivo de «limpiarte» de tu propio ser y rellenarte con la nada o con pura naturaleza. Durante esos momentos difíciles, te ves forzado a deshacerte, a hacerte añicos, a liberarte a ti mismo de la tendencia que tienes de pensarte en un momento determinado como un tipo concreto de persona con una tarea determinada. O te vuelves fluido, o la naturaleza te elimina a su manera.

Esto me recuerda a una de mis clientes que estaba sentada meditando, trabajando en un diálogo interior. Aparecieron visiones y sensaciones corporales como parte de su flujo mental. De repente, surgiendo de la nada, le llegó una voz que le dijo que perdería el bebé que llevaba dentro. La voz, combinada con el hecho de que había esperado hasta bien entrados los treinta a quedarse embarazada y estaba ahora en el octavo mes, le produjo una gran conmoción.

Con lágrimas en los ojos, me dijo que tener el bebé se había convertido en su mayor deseo. El bebé cumpliría finalmente las

---

10   Eliade, Mircea, *El chamanismo y las técnicas arcaicas del éxtasis.*

expectativas de sus familiares. ¿Qué podía decirle? «Descubre quién está detrás de esa voz», sugerí.

Se volvió hacia dentro y me dijo que la voz pertenecía a Dios. «Me dijo que debía abandonar mi identidad como madre y convertirme en estudiante o me mataría», me comunicó. Inmediatamente decidió comenzar sus nuevos estudios. Unas semanas después su bebé nació todo lo sano que se puede estar, pero debido a un accidente inusual en el hospital la criatura murió antes de alcanzar los tres días de edad. Mi cliente estaba todo lo preparada que se puede estar para esta tragedia. Abandonó su historia personal como madre con tanta fluidez como le fue posible y vivió conforme a la nueva dirección de su destino. Puede que Dios hubiera eliminado a su bebé, pero antes ella se había eliminado a sí misma.

Desarraigar la historia personal normalmente implica una gran cantidad de dolor. Años de sufrimiento insoportable preceden a la transformación presagiada por la muerte. Gastas mucho tiempo luchando contra el destino. El destino siempre parece precario, siempre te amenaza con dificultades y síntomas que sobrepasan tus habilidades para resolverlos.

Una de las cosas más notorias de los sanadores africanos que Amy y yo visitamos fue que estaban desapegados de sus propias historias personales. Nos condujeron a través de un ritual en el que intercambiaron nuestras ropas por las telas de la selva ecuatorial y nos bendijeron como personas africanas aunque éramos blancas. Descubrimos que este respeto y desapego por su tradición era lo que resultaba tan sanador.

También don Juan, a diferencia de muchos visionarios nativos americanos de hoy en día, estaba desapegado de su propia historia, incluso de su propia comunidad. Sabemos por los libros posteriores de Castaneda que don Juan estuvo a punto de morir varias veces. Una vez incluso fue enterrado, prematuramente. Al envejecer, borró conscientemente su historia personal, rompió con el pasado, y abrió su corazón al mundo de su alrededor. Superó la parcialidad de identificarse únicamente como un nativo americano que odiaba a los invasores europeos americanos. Amaba su herencia pero seleccionaba su esencia, y la sobrepasó abandonando el odio hacia sus enemigos. Se dio cuenta de que sus padres habían muerto trágicamente porque no habían podido abandonar su ansia de venganza contra sus perseguidores mejicanos. Dijo que vivieron y murieron como indios americanos, sin darse cuenta de que la vida es demasiado corta para tener una sola identidad.

La Muerte como Consejera

Hay momentos en los que quieres morir, y todos moriremos algún día. Separarte de una vieja identidad, un sistema o una relación es como morir. Solamente después de una de estas separaciones me doy cuenta que he muerto. Como soy muy testarudo, cuesta mucho matarme, y muero con dolor e inconscientemente. Después reflexiono y me doy cuenta de lo que ha pasado, como el espíritu de un muerto, que abandona el cuerpo y sólo después se da cuenta de lo que le ha ocurrido.

Hay métodos más fáciles. Si les das una oportunidad, las fantasías de muerte borrarán tu historia personal: el modo como trabajas, las expectativas que tienes de ti mismo, y tus maneras predecibles y desgastadas de relacionarte con las demás personas. Según un ritual budista, debes meditar todos los días sobre la muerte. Muchos maestros concuerdan en que la muerte es la única consejera sabia que tenemos.

Si no fuese por el miedo a la muerte, puede que nunca tuvieses el coraje de cambiar y saltar por encima de los obstáculos creados por la historia. Cuando utilizas la muerte como consejera, recuerdas que ya no puedes dejar para más adelante el desprenderte de ti mismo y de tu aparente trascendencia o insignificancia.

Piensa en el caso de una cliente mía que murió recientemente. Cuando vino a verme por primera vez, se estaba muriendo de cáncer y sus tumores comenzaban a dificultar su respiración. Quería verme porque la muerte la aterrorizaba. Le pregunté si todavía había algo que quería hacer en su vida y le urgí para seguir su deseo más importante. Dijo inmediatamente que quería cumplir un sueño que había tenido durante toda la vida y viajar a Finlandia en verano.

«Adelante», dije. «Ves a Finlandia de viaje».

«Oh no», respondió, «no podría hacer eso. Mi marido no tiene tiempo libre ahora mismo. Tiene que trabajar».

La conversación tuvo lugar en mayo. En vez de tomarse un descanso del trabajo e ir a Finlandia, su marido esperó hasta julio, justo cuando le tocaban vacaciones, para enterrar a su mujer y lamentarse por su muerte. La muerte no era importante para esa mujer. Todas las otras cosas tenían prioridad: el trabajo del marido, sus hijos, su hogar. Se pasó la vida posponiendo las cosas más importantes para ella, para poder mantener su historia personal como ama de casa. Podría haber utilizado la muerte como un aliado sabio si hubiera estado preparada para experimentar su enfermedad como una fuerza que le pedía que se liberara de su historia personal. En vez de esto, la muerte la hizo desaparecer.

Situaciones cercanas a la muerte pueden hacer que, bajo la forma de enfermedad o de una experiencia corporal aterradora, la muerte aparezca como la sabia consejera de tu cuerpo-que-sueña, la mejor y más fiable asesora que tienes. Desde este punto de vista, temer a la muerte o enfermar es una experiencia afortunada porque representa desprenderte de tu identidad.

Cada vez que temas lo peor o te estés preparando para defenderte de fuerzas internas o externas, experimenta primero con imaginarte tu propia desaparición. Siente cómo sería morir. Pasa a través de la experiencia de morir. Imagina como morirás, que aspecto tendrás, que experimentarás. Es tan importante pensar que vas a morir como imaginarte que ocurrirá después.

Recorre los detalles de tu fantasía de muerte, ya sea lanzándote por un precipicio, muriendo de cáncer o siendo atropellado por un coche. Estas fantasías están intentando desbloquearte. Entiérrate a ti mismo. Muere antes de morir. Escribe tu propio epitafio: Aquí yace mi pobre, pequeño y viejo yo. Hizo algunas cosas bien pero no pudo hacer el cambio y permitir que ocurriesen cosas nuevas. Murió en ese momento para que yo pudiese continuar viviendo, libre. Ahora ya no soy más yo mismo, he sido reemplazado al participar y ser testigo de todas las cosas que ocurren.

Tomar responsabilidad

Responsabilidad es una palabra importante en psicología, pues te conecta con todo lo que vives. La siguiente historia sobre don Juan parece salir directamente de la terapia de hoy en día. Durante su primer encuentro, Castaneda mintió a don Juan, presumiendo de su conocimiento de las plantas con el fin de impresionar al viejo indio con su inteligencia. Don Juan detectó la mentira inmediatamente. Lo que le molestaba, sin embargo, no era la mentira en sí sino la actitud de Castaneda hacia ella. Castaneda no se había tomado su propia historia en serio. No había tomado responsabilidad por ella; no creía en su propia mentira.

Tomar responsabilidad significa aceptar todo lo que dices, sientes, oyes, escribes, ves y comunicas como parte de ti. Aceptar tus accidentes y tus mentiras es un acto de compasión. Tomar responsabilidad significa comprender que si estás enfermo, el cuerpo está trayendo un sueño que aún no conoces. Si tienes dificultades en las relaciones, accidentes o problemas con el mundo, te están ocurriendo cosas a ti con las que no estás de acuerdo. Tomar responsabilidad significa enfocar la conciencia no sólo en los eventos con los que te identificas sino también en los que quieres rechazar.

Tomar responsabilidad requiere apreciar lo que te ocurre como algo potencialmente valioso. Este tipo de actitud es propia de chamanes, terapeutas y taoístas. También aparece en el Zen. El maestro Zen de Kioto dijo, «Cualquier día es un buen día», refiriéndose a que cualquier cosa que ocurra es perfecta: utilízala, captúrala, y encuentra su significado.

Pero tomar responsabilidad requiere algo más que tener la actitud correcta. Necesitas captar tu proceso secundario. Recuerdo que hace algún tiempo presumí ante Amy de mi relación con un político famoso. Dije, «Ah, sí, hace un tiempo trabajé con fulano de tal y toda su familia». Sabía que la ética terapéutica exige confidencialidad. Se suponía que no debía hablar con nadie sobre mis clientes, ni tan siquiera con mi mujer. No sólo había roto un código profesional, sino que lo había hecho con un tono pretencioso. Había querido decir: «Mírame. Reconoce lo importante que soy».

Pero me descubrí a mí mismo, y decidí utilizar mi segunda atención. Estaba asqueado conmigo mismo. Casi no me podía creer lo que había hecho. ¿Por qué había hecho una cosa tan estúpida? ¿Por qué había necesitado ser reconocido? En lugar de responder a estas preguntas, intenté tomar responsabilidad de mi acto como si proviniese de una parte de mí que quería ser escuchada.

Finalmente, me sumergí en la experiencia, presumí conscientemente, y descubrí que quería ser tomado más en serio. En ese momento de mi vida, tenía miedo de expresar mis ideas en público sobre temas controvertidos; era un cobarde político. Prefería identificarme a mí mismo como psicólogo y era demasiado tímido para ser un activista político. El descubrimiento de mi necesidad interna negada, la de ser escuchado, fue el principio de gran parte de mi trabajo público y de mi libro *The Leader as a Martial Artist* («El líder como artista marcial»).

Si te descubres a ti mismo presumiendo inconscientemente, presume conscientemente. Si eres una de esas personas que dicen que no mienten, quiero aconsejarte que te inventes una mentira. Ensaya mintiendo sobre ti mismo. Si tomas responsabilidad al hacer esto, tu mentira puede desvelar una parte de tu tarea, una parte incluso de tu mito personal.

Todos los otros conceptos del chamanismo pueden encontrarse dentro de la idea de tomar responsabilidad. A medida que tomas responsabilidad por el mundo que nos rodea, vas encontrando sincronicidades o concordancia. Se va borrando tu historia personal, porque presumir y mentir no son parte de tu identidad normal. Tus mentiras no forman parte de tu identidad personal, sino de la historia de alguien con quien todavía no te identificas. Tomar responsabilidad incluye utilizar la muerte como consejera. En un mundo donde la vida es tan corta, no te puedes permitir ignorar ninguna cosa que haces. Cada acto tiene un significado potencial.

Ejercicios

1. Se consciente del entorno. Imagina que el mundo natural a tu alrededor está vivo y se puede comunicar contigo. Escucha, huele, siente y mira las señales que emite el entorno. Capta estas percepciones con tu segunda atención y acompáñalas. ¿Qué te está diciendo el entorno? No tengas miedo de proyectar.

2. Experimenta con contar mentiras. Cuéntate una mentira, en tu imaginación. Intenta mentir aunque te avergüence hacerlo. Cuenta la mentira como si fueses un gran contador de cuentos. Esto puede ser difícil, porque la creación de mitos es un proceso profundo. Pero inténtalo hasta que una mentira se convierta en una historia real con principio y fin. Dedica unos minutos a hacer esto. Contar una mentira puede resultar embarazoso, ya que expones tus sueños y fantasías más profundas: convertirte en gobernante o mago, tener más potencia sexual y belleza que los demás, tener más dinero, más amigos o más poder. Pero recuerda, no sólo estás contando una mentira. Estás creando un mito. Considera que tu mentira es verdad. ¿De qué manera ya estás viviendo ese mito? Dedica unos minutos a experimentar. Compórtate como la persona de tu mentira. Plantéate cambiar tu identidad personal en caso que sea necesario para poder vivir más cerca de tu mito. ¿En qué sentido tus sueños ya han analizado este cambio?

3. Abandona tu historia personal y utiliza la muerte como consejera. Para comenzar, descríbete a ti mismo. ¿Cómo eres habitualmente? ¿Qué has estado haciendo? ¿De qué tipo de familia provienes? Describe tu género, raza, religión, profesión y nacionalidad. ¿Cómo ves tu cuerpo? ¿Es débil o fuerte, bonito o feo? ¿Tienes éxito o no? Experimenta con permitir que esta fantasía de muerte se instaure. Abandona la identidad ordinaria que has descrito al comienzo de este punto. Imagina el motivo por el que la muerte puede querer que esta identidad muera. ¿Qué parte de ti se supone

que debería morir, por así decirlo? Imagina y disfruta, si es posible, del desapego proveniente de la muerte. Imagina y experimenta vivir la libertad de tu muerte en vida, en este momento, en el trabajo, en las relaciones y en el mundo.

5

El cazador

Una única llamada chamánica nunca es suficiente. El espíritu debe ser consultado y mostrarse conforme en cada etapa del aprendizaje chamánico. En África nuestros sanadores tenían que entrar en trance a cada paso para preguntar si podían continuar con su ceremonia de sanación. En Australia teníamos que esperar al «momento adecuado».

Antes de comenzar cualquier entrenamiento a nivel profesional con alguien, espero a un sueño convincente mío o de mi cliente. A veces consulto el *I Ching*. Sin estos oráculos o sueños, no hay ninguna certeza de que nuestra formación será de utilidad para el cliente o de que éste haya escogido la profesión correcta.

Antes de que Castaneda pudiera progresar en su aprendizaje, don Juan debía determinar si Carlos tenía la aprobación de la tierra para continuar en la Senda del Conocimiento Yaqui. Castaneda tenía que utilizar su cuerpo para encontrar un «lugar de poder» en el desierto chaparral.

El lugar

La prueba chamánica nos parece absurda si la comparamos con las pruebas para obtener una licencia o con los exámenes de graduación de nuestros institutos y universidades. Requiere de buenos augurios. No te puedes preparar para ella intelectualmente. Los procedimientos actuales para obtener un título que te permita practicar medicina o psicología están basados en la creencia de que un practicante debe ser capaz de regurgitar, en una situación de estrés, el conocimiento comúnmente aceptado. Las pruebas chamánicas están basadas en otra realidad. El procedimiento requiere que seas capaz de seguir tus instintos corporales para sobrevivir en esta tierra. Requiere conexión con la naturaleza. Si escoges el lugar equivocado para acampar por la noche, puede ser la última vez que lo hagas.

El lugar que escoges tiene que ser tu amigo, un lugar en el que te sientas bien y descansado. Recuerda que el chamán, por definición, se distingue de su familia tribal por su capacidad de sanarse a sí mismo. Puesto que la enfermedad o dolencia es una señal de tu cuerpo-que-sueña para que reconozcas su existencia, el chamán puede ser redefinido como alguien que tiene más habilidad que otros para sentir las sensaciones de su cuerpo-que-sueña. Si acompañas las sensaciones y sueños de tu cuerpo, estás automáticamente en el sitio apropiado; puede que te sientas físicamente vivo, a la vez que estimulado y en calma.

Por tanto, tiene sentido que un chamán escoja a su aprendiz basándose en su capacidad de sanarse a sí mismo escogiendo el sitio apropiado. Muchos aprendices de chamán sufren destinos terribles. Tienen un sobrepeso grave, están locos, deformados o medio dementes. Algunas se comportan como personas comunes. Pero todas parecen encontrar al maestro adecuado y conseguir la sanación que necesitan.

Las iniciaciones chamánicas tienden a hacer que parezca que el poder de los espíritus, por sí solo, debe rescatar a los aprendices de la muerte. Pero esta opinión no otorga suficiente mérito a los aprendices, pues si son aprendices, son casi por definición capaces de seguir los poderes del cuerpo-que-sueña dentro de ellos. En otro momento, cuando el aprendiz se convierte él mismo en sanador o maestro, ayuda a otras personas no sólo con sus poderes, sino con su habilidad para ayudarlas a encontrar sus propios cuerpos-que-sueñan. Este puede ser el motivo por el que muchos sanadores dicen que no es el sanador el que sana, sino la habilidad del espíritu y la propia habilidad del cliente o aprendiz de encontrar «el sitio apropiado» de sanación o conocimiento.

Al comienzo de mis estudios, me fui con otros compañeros a un retiro de meditación y experimenté el problema de encontrar el sitio apropiado. Decidimos trabajar juntos en un pequeño jardín junto a la casa en la que estábamos. Nos propusimos la tarea de encontrar nuestros propios «lugares», nuestros lugares de bienestar en el jardín. Pero el primer lugar en el que quise sentarme ya había sido ocupado por otra persona.

Finalmente, después de haber caminado por un tiempo, mi cuerpo me llevó a un lugar de lo más inesperado, una ladera empinada en un canto del jardín. Ahí yací de espaldas en el suelo, con la cabeza mirando hacia abajo de la ladera, mis pies en el aire. Me sorprendió que mi cuerpo se sintiese tan bien en esa posición tan extraña.

Descubrí que encontrar el sitio apropiado no depende sólo de las sensaciones corporales, sino también de lo que ocurre en el mundo a tu alrededor en un momento determinado. Cualquier lugar que escoges está conectado a todo el campo del entorno natural, las personas y los espíritus. El lugar que se espera que encuentres representa el rol que se pide que desempeñes en el campo en un momento determinado, y el rol que desempeñas es el mejor para todos y para todo en ese momento. En el instante en que me estiré sobre la espalda con la cabeza ladera abajo, no se me necesitaba en otros lugares. Mi tarea en ese momento, por así decirlo, era estar al revés sobre mi espalda.

Encontrar el sitio apropiado en la tierra depende de la conciencia del canal mundo. El chamán identifica su lugar como un sitio de sanación y auto-protección. Aunque no te des cuenta, mientras vivas en este campo estás siendo puesto a prueba constantemente. Debes preguntarte constantemente, ¿dónde estoy viviendo? ¿Puedo encontrar mi lugar en este campo? ¿Es mi lugar actual el sitio apropiado? ¿Es una imagen apropiada de quién soy y de lo que intenta ocurrir en mí?

Cuando te desplazas en el mundo cotidiano, ¿eres consciente del poder de ciertos lugares? Ten cuidado en donde te sientas en el trabajo, donde te sientas para comer. ¿Puedes sentir que espíritus son buenos para ti y cuáles malos? ¿Es esa sucia esquina de la calle, la playa junto al mar, o el lugar en la ladera de un jardín olvidado hace tiempo, el sitio apropiado? En última instancia, tu habilidad de seguir a tu cuerpo-que-sueña es lo que te proporciona una sensación de seguridad y bienestar.

Al llegar a un lugar, recuerda que el lugar que tu cuerpo escoge no es siempre el lugar que quiere tu mente. Tu verdadero lugar es un aspecto del destino. Es la bioregión en la que se supone que deberías vivir. Es un destino que se te ha abierto porque el universo necesita que desempeñes ese papel para su propia plenitud momentánea.

Las herramientas del cazador

El espíritu determina cómo y cuándo continúa la formación. Que Castaneda caiga dormido en un lugar de descanso, don Juan lo interpreta como una señal de éxito. Su aprendizaje puede continuar, pero ahora, el compromiso de Castaneda adquiere dimensiones más serias. Ya no puede tomarse a la ligera su aprendizaje. Su aparente interés académico en plantas psicotrópicas se transforma en una fascinación por la senda del conocimiento de don Juan.

Tener curiosidad por el chamanismo, la psicología o la meditación a menudo esconde una fascinación por los estados alterados de conciencia, que vienen a ti como si quisiesen que te adentrases con más profundidad en ellos. Incluso puede parecerte que tu interés es una cuestión de vida o muerte. Se puede decir que el proceso te ha escogido a pesar de ti. Al principio, el chamanismo te atrae por medio de tus intereses y estudios; después te desafía a través de un profesor; y de repente amenaza con convertirse en un asunto de vida o muerte o en un proyecto de toda una vida.

Te encuentras en medio de un área fascinante e inconquistable donde ya no tienes el control. Pareces estar navegando en un territorio psíquico donde tus intereses pasados y tu historia son incapaces de ayudarte a encontrar los aterradores espíritus en el perímetro de tu conciencia. Las enfermedades, problemas en las relaciones, adicciones o conflictos sociales te roban tu libertad. Pareces necesitar nuevas herramientas para vivir estas experiencias. Independientemente del lugar donde comienza la iniciación a los misterios humanos, siempre parece ser más de lo que puedes soportar. Aunque estás justo aquí con todos y todo lo demás, parece que estés caminando en otro planeta, y hasta tienes miedo de confiar en tu propio cuerpo. Sólo pueden ayudarte tus escasas herramientas psíquicas y tu coraje.

Los chamanes que se refieren a su trabajo como cazar son poder cazador. Muchos sanadores sudamericanos llaman cazar a su trabajo de buscar plantas sanadoras y psicotrópicas. Los cazadores siempre cazarán, probablemente por la necesidad fundamental que creo que todos tenemos de ser completos y alterar nuestros estados de conciencia mediante un método u otro.

Salir a cazar sustancias alteradoras de la mente y cambios de conciencia está en tu naturaleza; es una especie de talento. Las capacidades, habilidades profesionales o talentos que vas aprendiendo funcionan independientemente de tu intención. Tus talentos incluso te aprisionan al manifestarse compulsivamente. Una llamada verdadera es como una adicción que debe ser alimentada. Un gran músico, por ejemplo, no sólo tiene talento sino que está poseído por su demonio musical. Si niegas la existencia de un talento, éste succionará la energía que necesita, y puede que te sientas deprimido sin saber por qué. En mi opinión, es justamente el interés y el talento inconscientes en el poder de la caza lo que ha llevado a mucha gente indígena a volverse adicta al alcohol.

Un talento parecido, conectado a un interés por el chamanismo, es el arte de vivir. Aparece de modo autónomo primero, en tus intereses místicos, terapéuticos y chamánicos, tus aspiraciones espirituales, y tu fascinación por estados alterados de conciencia. Te lleva a pensar que todo lo que aprendes sobre el mundo de los sueños es más que una enseñanza: es un modo de vida. Es por eso que incluso estudiantes de psicología (el aspecto más racional del chamanismo) crean sectas espirituales a partir de lo que están aprendiendo. Los muchos cientos de personas de este tipo que hemos conocido en diferentes países parecen querer algo más que sanación y entendimiento profundo. Están buscando un modo de vida. Necesitan vivir extáticamente y nada les hace felices excepto eso.

La caza de poder y éxtasis se comporta como un impulso autónomo y creativo, apareciendo en sueños, espíritus en la noche, problemas personales o el miedo a la muerte, impulsándote a vivir de un modo completo y a encontrar significado en todo. La terapia, la sanación y la enseñanza son sólo algunos de los contextos (a veces limitantes) para este talento. Convertirte en un cazador y un guerrero, en un chamán, es un contexto más amplio. Hacerlo no significa otra cosa que aprender a vivir la vida improvisando de un momento al siguiente. Maestros de chamanismo, de psicología y de meditación, así como el futuro de la transformación personal, deben tener en cuenta este contexto.

Como cazador, tienes que estudiar los detalles racionales de la energía, de la «presa psíquica». Estás haciendo algo más que simplemente aprender sobre las señales de lo desconocido. Estás desarrollando la habilidad de percibir y acompañar señales que dan mayor acceso a la vida, a la energía que hace de cada momento algo excitante y asombroso. Estás esperando conseguir el coraje para abandonar tu modo común de vivir.

El Cazador y el Cazado

Las primeras lecciones del chamanismo, psicología, meditación o incluso del trabajo social suenan a prescripciones morales o de conducta: «Primero haz esto, luego aquello». Don Juan explica los pasos de la formación del cazador, comenzando con la relación con la naturaleza. En su análisis sobre lo ocurrido cuando mató a una serpiente, Don Juan explica que tuvo que pedir disculpas al animal por cortarle la vida de un modo tan abrupto. La mató siendo consciente de que también su propia vida sería interrumpida algún día de un modo similar; por tanto, la presa y su cazador eran uno.

La comprensión profunda de que no eres sólo el que mata, sino también aquel que un día será aniquilado, te da compasión para todo. Eres el perseguidor y la víctima y, aún más, el observador y el facilitador de tu proceso. Tú eres quién tiene sueños y quién crea los sueños, eres quién sufre los síntomas y también eres el poder creativo detrás de los síntomas. Y lo mejor de todo, eres, o podrías ser, el facilitador entre los síntomas y ese poder.

En otras palabras, como cazador sabes que eres simultáneamente distintas partes del mundo y el facilitador de esas partes. Eres el hacedor y el receptor, el que ve y lo que es visto. Eres el que lucha bajo el dolor del mundo, el que crea el dolor y el que facilita entre ambos. Eres el estudiante y también el profesor de filosofías perennes. Cada vez que agradeces el aprender algo o tener una experiencia enriquecedora, honras al universo de donde eso provino. Eres el estudiante y el universo.

Todo está conectado, y aunque lo puedas vivir así, nada ocurre sin una advertencia previa. Don Juan dice que un cazador es «agudo», él o ella sabe que todo está conectado y por tanto deja muy pocas cosas al azar[11]. Como cazador, no sólo experimentas la vida, sino que tomas responsabilidad por ayudar a crearla siendo «agudo» y percibiendo tanto lo ordinario como lo accidental.

La presa del cazador común incluye a las plantas y animales de esta tierra: hierbas nutritivas, serpientes, ciervos; los seres vivos que te dan vida. Pero para el aprendiz de un chamán, las presas no son sólo las plantas vivas y los animales. Es la sensación de misterio que te da una presencia especial y amor por la vida.

Como cazador, sabes que ciertas señales son tu presa; son señales especiales de la naturaleza. Por ejemplo las irregularidades perceptivas, tales como pensamientos fugaces y alucinaciones visuales o auditivas. El chamán considera a los espíritus o fantasmas que inspiran, sanan y destruyen (familiares que lo guían y lo vuelven loco) como sus presas. Del mismo modo que los terapeutas cazan distintas formas de conciencia, de energía y de procesos; el guerrero caza objetos de poder y situaciones inusuales.

En algunas tradiciones orientales, la presa puede ser llamada Chi, Ki o energía. En otras partes del mundo, particularmente en Haití, es el vudú. Algunos terapeutas cazan sueños o figuras de

---

11   Castaneda, *Viaje a Ixtlan.*

sueño; el trabajador de procesos orientado al cuerpo llamaría a su presa el cuerpo-que-sueña. Los procedimientos de meditación consideran que la presa son los sentimientos y pensamientos que tenemos. Las escuelas psicológicas se enfocan en estados de ánimo, sueños y complejos. Todas estas cosas son procesos, dobles señales y el inconsciente vivo. Llamo a todas las presas el Tao. Alguna gente se refiere a esto como buena o mala suerte.

Cualquier nombre que se le dé al misterio, es la fuente de poder, de sanación, de vivacidad y de diversión. ¿Cómo llamas a los signos de este algo misterioso que revive y se preocupa por ti? ¿Cómo llamas a tus guías? ¿Cuáles son sus rutinas? ¿Cuán agudo o perceptivo eres a la hora de encontrar estas señales? Si tu presa está a unos pocos segundos de distancia de tu atención en cualquier situación, a cualquier hora del día o de la noche, tu habilidad cazadora es incisiva y precisa.

Sentir a la presa es un proceso inusual o accidental, por eso podemos decir que es un proceso secundario, un mensaje inesperado e incompleto que aparece en uno o más de tus canales sensoriales de conciencia. A veces experimentas a la presa como la vaga sensación de un sentimiento, una intuición o un pensamiento inusuales. Lo puedes sentir pero no lo puedes explicar. Las rutinas de tu presa son señales inexplicables, confusas o caóticas recibidas a través de variados canales de comunicación: visual, auditivo, propioceptivo, sentimiento, movimiento, relacional con la gente y relacional con los acontecimientos externos.

Practica viendo alucinaciones. Escucha voces que no estén ahí. Siente experiencias corporales que no puedas explicar y nota movimientos extraños en ti mismo. Busca fantasías paranoicas sobre otros. Captúralas y sígueles el rastro. Algunos doctores te dirán que estás escuchando disparates y que no deberías aventurarte en no-realidades. Pero si sientes la llamada del chamán, debes escucharla y capturar a la presa antes de que te quite la energía.

Tal como hace la gente de tu entorno, percibe lo mejor y lo peor de ti mismo a través de tu imaginación, e intenta amarte u odiarte como hacen las demás. No te tomes tus fantasías simplemente como señales de alta o baja autoestima. Experimenta el poder detrás de ellas, detrás del amor y las recriminaciones, y utiliza este poder de un modo constructivo. Nota los acontecimientos espontáneos que están de acuerdo o en desacuerdo contigo y captúralos, comételos. Los acontecimientos inusuales visuales, auditivos, propioceptivos, kinestéticos, relacionales y del canal mundo son tu alimento. No te limites a escuchar los discursos convencionales o New Age sobre tus percepciones. Experiméntalas por ti mismo. Captúralas y surféalas como olas.

Algunas de las rutinas de tu presa no son caóticas, son predecibles. Por ejemplo, el contenido de tus fantasías puede ser predicho por tus sueños. El cazador chamánico domina la conciencia utilizando su segunda atención para notar sentimientos y fantasías de su interior y señales inusuales externas del entorno. Él siente cosas y percibe las partes desconocidas de sí mismo, incluso antes de que se abalancen sobre él. Él acompaña y sostiene lo irracional y extraño, aquello que pertenece al nagual, es decir, lo inconsciente. Sabe que su poder yace en cazar y rastrear sus dobles señales, sus propias incongruencias, sueños, fantasías y síntomas.

En las relaciones, nota sus dobles señales: el sonido inexplicable de su voz, el movimiento de sus manos; todas esas señales que no se corresponden con lo que él dice. Y nota las incongruencias de la gente a su alrededor. Esta es la presa que caza y el poder que necesita para acercarse más a su propio potencial.

Como cazador en el mundo, sientes la atmósfera, el ambiente que hay en tu familia, tribu, comunidad, empresa o grupo. Escuchas lo que el resto dicen pero también sientes el trasfondo emocional tácito, la excitación, amor, celos y ambición que puede transportar al grupo fuera de su realidad común.

Ser agudo y conocer las rutinas de tu presa significa rastrear tu propio comportamiento. Con tiempo y formación te vuelves consciente de tu propio poder para bailar, cantar, hablar, sentir y comunicarte con el mundo. Fíjate en la historia de un joven con quién trabajé en las montañas del Colorado. Él estaba meditando sobre la dirección que su vida debía tomar, cazando su futuro.

Mientras trabajábamos, notó algo moviéndose fuera, en el otro lado de la ventana. Al echar un vistazo, vio, por un instante, a un pequeño hombre verde apuntando en cierta dirección. Siendo un cazador agudo, el joven no dejó que la fantasía se le escapase y la mantuvo fija en su visión. Nos incorporamos juntos y seguimos la dirección hacia la que había señalado el hombre verde y llegamos a un pequeño acantilado cercano. En su fantasía el joven escuchó la voz del hombre verde que chillaba, «¡Salta!» Sintiéndose amenazado, se sentó al borde del acantilado conmigo y escucho con atención la voz. «¿Quién eres?» preguntó.

No obtuvo respuesta, así que mantuvo su atención en la memoria de la voz, intentando recordar su tono, tempo y naturaleza. Después de unos momentos la voz volvió, más fuerte que antes. «¡Salta!» insistió. «¡Salta o te empujo!» De repente el joven notó que su proceso había pasado de escuchar a visualizar. Ahora se vio volando sobre el acantilado y aterrizando. ¿Pero dónde aterrizó? En el pabellón general de un hospital en una ciudad suiza, no como paciente sino como doctor.

Esta era la respuesta a su pregunta. Supo lo que tenía que hacer a continuación y lo hizo. Un año después entró en la universidad y comenzó su formación como doctor. Hoy trabaja en un hospital suizo. Cuando estaba buscando su visión me había dicho que se había bloqueado ante la decisión de entrar en la profesión médica porque su padre había sido doctor y él quería ser diferente.

El hombre tuvo que cazar antes de poder convertirse en doctor, necesitaba más disciplina chamánica que conocimientos. De hecho, el conocimiento previo puede ser un obstáculo al aprendizaje de rastrear la energía y el proceso de la naturaleza. El cazador tiene una actitud exigente hacia su propio proceso.

¿Cuál es la diferencia entre un loco y un cazador? De hecho, hay poca diferencia. Probablemente por esto los primeros investigadores de chamanismo pensaron que los chamanes eran o psicóticos o epilépticos. La diferencia entre un chamán y una persona común abrumada por sus experiencias es que la agudeza del chamán le permite llevar una vida común. Sabe que en un momento está «cazando» y en otro momento simplemente va de compras.

Y consigue diferenciarse de su presa. Como cazador, sabes que eres el testigo y no te quedas enredado en tus visiones. Puedes estar dentro y fuera de ellas al mismo tiempo, mientras que alguien en un estado «común» de conciencia está o bien poseído por tales experiencias o divorciado de ellas. Quiero subrayar que la senda del cazador es el camino de una persona que voluntariamente escoge cuando cazar y cuando dejar sus poderes temporalmente a un lado. Sabes cuando identificarte y cuando desidentificarte de tu presa para no ser su víctima, no ser superado por la experiencia.

Pero necesitas un sentimiento especial para capturar los acontecimientos inusuales. Necesitas un sentimiento de libertad. Puede que al final caces tu asombrosa presa no por tu conocimiento de ti mismo o del entorno, sino por quién eres. Sólo puedes cazarte a ti mismo o aquello en lo que te convertirás. Al final, te encuentras con acontecimientos increíbles y aprendes de ellos porque tú mismo te estás convirtiendo lentamente en alguien increíble.

Historia Personal

En otras palabras, o bien eres un cazador o te conviertes en la presa. Los animales y las plantas tienen rutinas específicas, así pues, debes tener cuidado en no convertirte tú también en un ser predecible. La historia personal puede ser uno de tus mayores peligros. La historia personal te hace un individuo rutinario, la presa o víctima de la vida. Si no tienes cuidado, incluso aprender a cazar puede hacerte predecible y pesado con todo lo que has aprendido. Puedes pensar, «Ahora soy un chamán, un psicólogo, un mediador, una persona espiritual o alguien que va a ayudar a otra gente o al mundo», pero estas etiquetas son sólo la identidad y pueden volverse demasiado rígidas y predecibles.

Yo también pierdo mi libertad. Cuando estaba empezando este libro, pensaba constantemente, «¡Ahora estoy escribiendo un libro!» En este tipo de momentos, mi involuntaria altivez creaba más seriedad de la que necesitaba. Era como si estuviese comiendo de más. De repente me sentía hinchado, como un pato sentado frente a la escopeta de un cazador. Me había convertido en la presa que estaba acechando, no en el cazador que quería ser.

Ahora puedo reírme de esta situación pesada, pero estar en ella no tenía ninguna gracia. En los círculos analíticos de comienzos del siglo veinte, al peligro de convertirte en los estados que estás estudiando (volviéndose depresivos, soberbios o locos) le llamaban «caer en el inconsciente». La presa, para las versiones analíticas de antiguos chamanes, era una imagen del llamado inconsciente: dioses y diosas, el diablo, el loco y demás. Mis profesores sugerían que uno debía llevar una vida aguda, estudiar, adquirir conocimientos y temer lo desconocido, para evitar quedar inundado o identificarte con él y convertirte en un Cristo o en un diablo.

El peligro de los primeros estudiantes del inconsciente podría haber estado en el mismo paradigma que utilizaban: la creencia de que podías utilizar lo desconocido o el inconsciente como si fuese una fuente infinita de recursos que no necesitaba nada a cambio. La psicología tiene ciertamente raíces chamánicas, pero se ha olvidado del ritual de honrar a su fuente. La psicología, sin respeto a lo desconocido, se parece a la tecnología moderna, que extrae del entorno sin devolverle nada. Puede ser peligroso explorar el inconsciente para la propia edificación personal, usar los sueños como si fuesen propios.

Sin un respeto ancestral e indígena hacia el entorno y su poder, te identificas con él y crees que debes ser sabio en vez de seguir su sabiduría. Por tanto, el mayor peligro para ayudantes de toda índole es ser poseído por lo desconocido y comportarte como sabio o poderoso. Hay demasiados terapeutas y chamanes que se comportan como si fuesen mejores que las demás personas.

Esta inflación de uno mismo es parecida a la manera en la que utilizas el medio ambiente, extrayendo lo que necesitas en lugar de respetarlo como fuente de vida. Sin tu respeto hacia su formidable naturaleza, sin agradecimiento, el entorno parece rebelarse y amenazarte. Cualquier persona que se aproxime a cualquier aspecto del chamanismo se enfrenta al peligro de la altivez: la naturaleza se rebela aterrorizándote y tragándose tu humanidad, dejando sólo un soberbio necio, que teme su muerte.

Como cazador agudo, estás alerta, eres cauteloso y contemplas la posibilidad de no ser como la presa a la que persigues. El Zen se refiere a este fluido y libre estado mental como la mente del principiante. El principiante es humilde, está abierto, atento a lo que está ocurriendo, experimentando la vida sin juicios preconcebidos. Pero la mente de un principiante no es lo mismo que la mente vacía. Keido Fukushima de Kioto, un maestro Zen, entiende este estado de la mente como la mente creativa: libre, fluida e impredecible. El guerrero no está lleno de rutinas, ni está vacío, excepto quizás de su propia historia personal. Es libre en el sentido de estar abierto a lo que está ocurriendo.

Sabes que estás libre de rutinas y de la importancia de tu identidad e historia personal cuando te ríes. La risa puede ser una mezcla de humor, locura y sabiduría. En cualquier caso, cuando eres capaz de reír, no estás solamente buscando la vida, la estás viviendo. Con este sentimiento de libertad, puedes rastrear ciertos procesos que no tienen rutinas. Son la magia que hace que la vida merezca la pena ser vivida. Los acontecimientos inesperados son la llave a la vida del chamán, los animales místicos e increíbles que rompen sus propias rutinas y que pueden incluso detenerse en medio de su huida para que el indígena pueda dispararlos[12].

Los indígenas dicen que debes disculparte por matar plantas y animales y también estar abierto a que el universo te «dé» esa presa o no. No todo depende de ti. Lo que descubres es lo que se te da. Para encontrar el elemento más mágico de la vida y el impulso para la creatividad, se tiene que estar en un estado de ánimo especial, mágico, el estado en el que estás agradecido por lo que ocurre, aunque no esté ocurriendo nada. En otras palabras, tu manera de cazar es ser el objeto mismo de tu caza.

A menudo lo opuesto del espíritu es tu identidad propia. Las terapias occidentales (al recomendarte que desarrolles un ego fuerte, o que te enfoques constantemente en los mismos problemas utilizando los mismos métodos) pueden solidificar involuntariamente el sentido de base de tu historia personal, y así ponerte trabas para

---

12   Knudtson y Suzuki, en su magnífico libro, *Wisdom of the Elders* («La Sabiduría de los élders»), describen cómo los indios Wintu, del norte de California, conciben que algunos animales se ofrecen como presas a sus cazadores.

encontrar las llaves chamánicas. Si siempre te enfocas en los mismos temas usando los mismos métodos, la vida comienza a ser predecible: puedes adivinar tu estilo de vida futuro, el tipo de demonios que te perseguirán y la naturaleza de lo desconocido que te acosará.

Sin embargo, independientemente de lo fuertes que sean tus rutinas, nunca serás capaz de predecir exactamente cuándo ocurrirán los acontecimientos. Puedes adivinar *qué* ocurrirá, pero no *cuándo*. El ancestral libro chino de adivinación y sabiduría, el *I Ching*, dice que el espíritu es más misterioso que su manifestación en las diez mil cosas que vemos en el mundo. De acuerdo con el *Tao Te Ching*, hay dos Taos, uno que puede ser visto y nombrado y otro que sólo puede ser experimentado. La energía crucial de la vida que estás buscando puede ser experimentada en términos de lo que sientes acerca de lo que ocurre; es la dinámica de un momento, no su descripción; el «cuándo», no sólo el «qué».

Por ejemplo, si hubieses conocido a ese joven que se convirtió en doctor, podrías haber adivinado que entraría en medicina. ¿Pero quién podría haber sabido cuándo le alcanzaría exactamente esa información? Nadie podría haber predicho que la búsqueda de su visión tendría una energía tan drástica, que tendría que saltar del precipicio y traspasar todos sus límites para llegar a ser él mismo.

El momento y la intensidad de los mensajes están más allá del estudio de rutinas, canales y síntomas. El espíritu detrás del cambio no parece venir de ningún sitio y, a primera vista, no parece ser nada. Y sin embargo, el mayor descubrimiento que un cazador puede hacer quizá sea saber cuándo es el momento.

Ejercicios

1. Encuentra el sitio. Tómate unos minutos y enfócate en sentir tu cuerpo. Examina tu cuerpo con tus sentimientos. ¿Qué está pasando y dónde? Imagina el sitio que tu cuerpo necesita justo ahora para sentirse bien y sano. Si te sientes bien, imagina un sitio que te haría sentir incluso mejor. Colócate en ese sitio, en la realidad o en la imaginación, y siente cual-

quier cambio que pueda ocurrir. ¿En qué parte de tu cuerpo ocurre? ¿Has tenido antes algún síntoma ahí? ¿Este «sitio de bienestar» te recuerda a alguno de tus sueños? Ahora que has encontrado un buen sitio, pregúntate qué te atraía a las áreas incómodas en las que estabas antes.

2. Si estás con ánimo para cazar, prueba lo siguiente. Descri be y después abandona por un momento tu historia personal, tu manera de identificarte, y experimenta con la sensación de libertad. Medita y cierra los ojos, contando tus respiraciones de uno a diez cada vez que exhalas. Mantente tan atento como puedas (¡caza!) y nota si hay algo que disturbe tu atención mientras cuentas las respiraciones. Caza esa cosa. Enfócate en ella. Esta es tu presa. Mantente enfocado en esa experiencia y estúdiala en detalle. Síguele el rastro, por así decirlo. Se preciso en tu observación. ¿Qué hace? ¿Qué aspecto tiene, qué sonido hace, cómo se siente, mueve, relaciona? Permite que la experiencia que te disturba se despliegue en todos tus canales sensoriales. Intenta sentirla. Obsérvala formando imágenes de ella. Óyela, escucha los sonidos o palabras que pueda hacer. Muévete como ella se movería, sin dejar de sentirla, verla y escucharla, hasta que conozcas su naturaleza y mensaje. Ésta es una buena caza. Ahora, intenta utilizar ese mensaje.

6

El guerrero

El cuerpo-que-sueña puede ser una prisión. Te posee si no lo utilizas conscientemente. Al igual que el Yogui que ha despertado la Kundalini en su cuerpo y es conducido a la locura por la diosa Shakti, el individuo tocado por el espíritu de la caza es empujado sin descanso al camino del auto-conocimiento. Detrás de un leve interés en el chamanismo puede estar el buscador de éxtasis.

Nunca se tiene suficiente formación en el trabajo chamánico de caza de energías y almas perdidas. En realidad, convertirte en facilitador del crecimiento humano, es una tarea interminable. Sólo tus propios sueños pueden medir el éxito de tu trabajo. Quizá ese es el motivo por el que las tradiciones chamánicas de todo el mundo prescriben que el éxito del aprendizaje sólo puede ser juzgado por sueños, enfermedades, experiencias extáticas y maestros chamanes[13].

No puedes aprender las habilidades que necesitas sólo con el esfuerzo, y cada situación con la que te enfrentas dentro de ti parece más imposible que la anterior. Es por eso que las filosofías perennes han recomendado que la mejor elección para el buscador de sabiduría es la humildad. Como la montaña sagrada de Japón, el Monte Fuji, cuya cima es plana y humilde, en vez de puntiaguda y orgullosa, el estudiante debe elevarse por encima de la vida cotidiana manteniéndose abierto a los mensajes desde arriba. En cualquier altura o nivel de realización, siempre eres un principiante.

---

13   Eliade, Mircea, *El chamanismo y las técnicas arcaicas del éxtasis.*

Formación

Las habilidades de la psicoterapia pueden aprenderse rápidamente, pero se requieren muchos años de trabajo práctico para creer ti mismo. Durante la formación, dudas constantemente de tu capacidad para la profesión que has escogido. Un motivo por lo que esto ocurre es que, aunque quieras estar suficientemente preparado para lidiar con el destino, nunca puedes estarlo. La tarea es demasiado compleja y está repleta de fuerzas inexplicables. Si crees que puedes manejar el espíritu te estás sobrevalorando. En el mejor de los casos, puedes aprender a seguirlo.

Así que tus dudas pueden ser útiles; te fuerzan a aprender cosas que no sabes. Se tarda semanas en aprender habilidades pero se tarda mucho tiempo más en adquirir esas actitudes especiales que los chamanes transmitieron mediante instrucción personal a sus aprendices. Lo que hace que el aprendiz de chamán se sienta inseguro en cualquier tipo de trabajo con el alma es la sensación de no estar suficientemente en contacto con el espíritu. Sólo el contacto continuo con lo desconocido te proporciona el sentimiento adecuado para el trabajo; eres un estudiante del cambio, no el cambiador.

A medida que aumente el número de personas interesadas en el crecimiento personal y organizacional, la psicoterapia y las profesiones asociadas a ella se volverán más conocidas. Como resultado, el número de regulaciones y requerimientos públicos para facilitadores, sanadores, terapeutas y doctores está creciendo. El público intenta asegurarse de la calidad de su salud mental y de sus trabajadores comunitarios creando regulaciones basadas en consideraciones puramente racionales.

Para poder ayudar o sanar, necesitas tener experiencia en áreas de preocupación humana, asuntos de vida y muerte, psicosis, estados de conciencia extremos, medicina y política. Pero tu desarrollo personal también es fundamental. Y es justamente este desarrollo lo que las regulaciones públicas no pueden controlar. Quizá el aspecto más importante del desarrollo personal para ayudar o servir a otras es un sentimiento de humildad, la sensación de que lo que ocurre no depende en última instancia sólo de ti.

Creo que debería haber un concepto similar a la maestría en las profesiones de ayuda. El Zen ofrece una analogía interesante. Los monjes deben completar su primer entrenamiento, que dura diez años, en el monasterio. Su siguiente entrenamiento de diez años, el cual no posee ninguna regla, comienza cuando abandonan en monasterio y se adentran en el mundo. Este entrenamiento informal no tiene un final establecido sino que, al terminar el segundo periodo de diez años, el maestro se sienta con el monje y sabe de alguna manera si éste se ha convertido en maestro por el modo como toma el té, lo cual es simbólico acerca de cómo el monje vive el Zen.

El público sólo se da cuenta de su necesidad de formación y competencia, no de maestría. Se da cuenta de si un asistente es más o menos correcto. Crea códigos deontológicos basados en el derecho a vivir y en un interés en mantener la cordura. Estos códigos siguen las convenciones de la sociedad y dejan de funcionar en áreas desconocidas, misteriosas. Necesitas ir más allá de las actuales definiciones de salud, vida, y cordura e incluir tu desarrollo personal como requisito para ayudar a otras personas. Si no sólo sirves a la sociedad en su forma presente y no al espíritu del futuro. Necesitas sentir el espíritu sobre lo que todo descansa. Y necesitas el viejo concepto de una maestría que sólo puede ser alcanzada mediante el trabajo interior, la congruencia y la suerte.

En vez de conceptos asociados a la maestría, las dudas, los miedos y las inseguridades de las personas que se están incorporando a las profesiones de ayuda se convierten en sus exámenes y en las reglas que imponen el desarrollo interior. Tu ocasional sentimiento de inferioridad no es sólo un problema personal, sino un aspecto fundamental del crecimiento personal. En cada etapa del desarrollo, dudas de ti mismo y te pones a prueba, no sólo debido a la creciente complejidad de los desafíos, sino porque necesitas tener dudas para permanecer abierto al cambio y al espíritu. El estudio nunca es suficiente. Necesitas desarrollar actitudes y habilidades que cambien mientras se transforma la conciencia global del mundo.

Prueba de Poder

Al final, llegas a la sorprendente conclusión de que tu desarrollo personal no depende únicamente de ti mismo, sino que depende de lo que está ocurriendo en el mundo. Por tanto, cuando don Juan duda de si Castaneda debería ser un aprendiz, lleva a cabo una prueba en la que el examinador es el espíritu. En este caso, el espíritu examinador es lo que don Juan llama Mescalito. Castaneda debe encontrarse con esta deidad tomando Mescalina, la droga alteradora de la conciencia. Don Juan está intentando descubrir si el espíritu, o lo que él llama poder, permitirá a Castaneda continuar su aprendizaje. ¿Acaso el espíritu está a favor de que Castaneda recorra los caminos del guerrero?

El destino quiso que Castaneda desarrollase un fuerte vínculo mágico con un perro que encuentra mientras está en un estado inducido por la droga. Don Juan acepta esta interacción numinosa durante el viaje con la droga como una señal de que el aprendizaje debe continuar, a pesar de sus reservas con respecto a la aparente superficialidad del aprendiz. Pero ahora Castaneda debe aprender más cosas que cazar. Debe aprender los caminos del guerrero.

El poder no sólo pone a prueba al estudiante, también al maestro. Un maestro sensible comprende que crece con sus clientes o estudiantes. El destino nos ata a todas transformando lo que es definido como un proceso sanador en una relación maestro-aprendiz, incluso cuando ni el maestro ni el aprendiz están preparados. La proyección del cliente sobre el maestro debe ser comprendida no sólo como partes de vida interior a ser integradas por parte del que aprende, sino también como pistas sobre cómo debe crecer el maestro.

Recuerdo como uno de los analistas en mi entrenamiento entendía mis sueños. Cuando él aparecía como un dios en mis sueños, siempre interpretaba su imagen como parte de mí. Pero también hablaba a nivel personal de sus esperanzas en convertirse en algo más de lo que era, pues siempre tenía dudas sobre sí mismo. Naturalmente, yo pensaba que él era Dios. Pero después, cuando dije que le había visto en mis sueños bajo una luz negativa, él se describiría como esa

persona negativa y me animaba a reaccionar hacia él como tal, deján-
dome a mí la tarea de encontrar si yo era negativo hacia mí mismo y
cómo lo era. Su modestia era un modelo que todavía intento imitar.

Los Guerreros

La naturaleza misma nos pone pruebas especiales como sueños o estados similares a las experiencias con drogas como entrenamientos, para
determinar que parejas aprendiz-maestro tienen que hacer el camino
juntas. Algunas parejas están destinadas a ser ese tipo de facilitadores
que son cazadores impecables. En estos casos el aprendiz de facilitador
y el principiante desarrollan una poderosa conciencia y habilidad de
caza. Estos cazadores preparan sistemas que identifican y explican experiencias, sueños y problemas del mundo. Buscan, identifican, apoyan o cazan aspectos que son inconscientes para otros.

Los cazadores no parecen hechos para abandonar su esquema
de métodos y rutinas con el objetivo de identificarse conscientemente con experiencias. Don Juan distingue a los cazadores de los
guerreros y dice que la decisión de quién se convierte en cazador
y quién en guerrero no depende de nosotros mismos. Sólo un au-
gurio importante puede predecirlo.

El cazador busca, aniquila e integra eventos internos y externos
permaneciendo todo el tiempo en la realidad común, pero el guerrero es diferente. Se conecta directamente, en su experiencia, con
esos conflictos y eventos. El guerrero, como veremos pronto, habita
el cuerpo-que-sueña.

Fases de Desarrollo

Siglos de trabajo con estados alterados de conciencia han permitido
a los maestros chamánicos describir las etapas de desarrollo en el entrenamiento de la conciencia. Don Juan menciona distintos modos
de relacionarse con el mundo, aparte de como cazador o guerrero.
Estos son como hombre común, brujo y visionario.

La persona común nunca abandona el dominio de la realidad consensuada sino que habita dentro de los muros del mundo ordinario, nunca alcanza el perímetro del inconsciente, la conciencia secundaria o lo desconocido. El brujo abandona el mundo común de la conciencia y obtiene fuerza del poder que encuentra en el perímetro externo. Se deja poseer por procesos secundarios, experimenta más allá de este perímetro. Pero, como la persona común, el brujo está poseído por su realidad.

Las personas llamadas a convertirse en facilitadoras, analistas, terapeutas o maestras se vuelven cazadoras. Algunas cazadoras se convierten en brujas. Les encanta entrar en el inconsciente y se resisten a ver sus descubrimientos bajo la luz de la realidad consensuada. Adoran la hipnosis, las medicinas secretas y la intervención mágica y evitan confrontaciones directas para transformar la conciencia ordinaria. Satisfacen nuestra necesidad ocasional de una solución inmediata al sufrimiento.

Los cazadores y brujos que conozco siempre parecen estar luchando entre sí. Los cazadores sienten que los brujos no se toman suficientemente en serio la conciencia, sino que retroceden a la historia arcaica. Los cazadores aman la realidad cotidiana y se quedan ahí. Los brujos ven a los cazadores como insuficientemente místicos y poco irracionales. Insisten en que los cazadores deberían tener más relación con el poder, en vez de limitarse a apoyar la realidad cotidiana.

El visionario, por otro lado, es todos y ninguno de estos modelos. Es el individuo fluido que puede actuar como una persona común, analizar como un cazador, lanzarse como un guerrero, habitar en otro mundo como un brujo, y reírse de todos los otros modelos, porque sabe que son simplemente modos de ser y que ninguno es mejor que los otros.

Quién se convierte en que cada uno de los modelos no es una elección personal. Necesitas todas estas habilidades. Además, en algún momento u otro eres cada uno de los modelos. La relación que tienes con un proceso momentáneo es una cuestión de estilo y destino personales. Cualquiera y todos son una persona ordinaria pero también un poco de visionario, cazador y guerrero. No obstante, quién se identifica como chamán depende de los sueños y la herencia.

Según los mitos de creación y los relatos chamánicos, cada ser vivo tiene la posibilidad de inmortalidad[14]. Quién aprovecha esta posibilidad para trascender la conciencia cotidiana de la persona común, en que momento lo hace y con qué profundidad depende de condiciones especiales. Por tanto, el cazador, brujo, guerrero o visionario no son estados de ser fijos a los que tienes que asociarte para siempre. Más bien cada uno es una etapa en el camino a la libertad y a la perpetuación de la conciencia.

Por supuesto, puedes tender a comportarte más como un estado que como otro. Si te identificas con tu inteligencia, aprenderás a convertirte en un gran cazador y te quedarás ahí. Pero si eres inusual en algún sentido, puedes ser capaz, tras un largo periodo de tiempo y tremendo sufrimiento, de convertirte en guerrero o visionario.

Sueños

El mundo de los sueños es una ruta al poder para un guerrero. La diferencia entre un cazador y un guerrero es que el guerrero busca y es tocado por el poder, mientras que el cazador sabe poco acerca de él[15]. El cazador alcanza a ver lo desconocido y se lo come mientras permanece en la realidad ordinaria, el mundo conocido. Como muchos psicoterapeutas de hoy en día, el cazador intenta explicar el poder de los procesos. Hoy hablamos del inconsciente, experiencias de la infancia, condiciones biológicas, figuras oníricas, complejos, neurosis, resistencias, arquetipos y temas de abuso.

El cazador explica mientras que el guerrero se lanza. El guerrero experimenta el poder. Permite que el poder se explique a sí mismo a través de su baile, llanto, meditaciones y gritos.

---

14 Todas las creaciones de mitos hablan del estado trascendente de la inconsciencia, simbolizado a través de dormir, los sueños o el inframundo. En algunas ocasiones, por ejemplo en *El don del águila* de Castaneda, encontramos la trascendencia simbolizada en el vivir la vida más allá de la vida misma.

15 Castaneda, *Viaje a Ixtlan*.

El «poder» es un término nativo americano para la experiencia vivificadora y excitante de los procesos secundarios. Para los chamanes, la autopista hacia el poder es el soñar, que es mucho más que recordar las imágenes de los sueños. Es incluso más que los sueños lúcidos, en los que permaneces consciente mientras duermes. El mudo de los sueños es algo como la imaginación activa de Jung, donde el soñador se encuentra con experiencias de sueños en el papel, mediante la danza, o en su cabeza, en la forma de diálogos internos o visualizaciones.

El soñar del chamán implica sin embargo la sensación de energía y no conlleva simplemente un entendimiento profundo o una mejora de la vida cotidiana. Mediante el percibir, identificar, diferenciar, confrontar y seguir procesos secundarios inusuales tal y como aparecen en un momento determinado, los chamanes siempre han derivado una vitalidad y un renovado sentido de sí mismos. Es por eso que los chamanes y sanadores de hoy en día dan la impresión de estar conectados con algo infinito e incomprensible.

Esto me recuerda un encuentro asombroso que tuve con un hombre insólito en las altas montañas del este de Oregón. El hombre había entrado en la vieja cafetería donde Amy y yo estábamos, una mañana, tomando el desayuno en una carretera fuera de la ruta principal. A diferencia de otras personas, miraba al suelo y caminaba lentamente y con seguridad, como si estuviese en un trance parcial. Yo me sentí inmediatamente atraído por su concentración y, después de saludarnos, le pregunté quién era. Me respondió preguntándome qué estaba haciendo. Le dije que estaba justo acabando un libro sobre chamanismo y le pregunté si conocía el asunto. «Ah, sí», respondió, «soy un indio nativo americano y conduzco rituales de cabañas de sudar en las montañas».

Que placer, pero que impacto me causó. En cualquier caso, parece que estudiar el mundo de los sueños te conecta a él del mismo modo que el aprendizaje del soñar te lleva al poder y tradicionalmente ocurre principalmente en los bosques. El núcleo de la enseñanza del chamán es la experiencia de los procesos secundarios. Recuerda que los procesos primarios son experiencias que están más cerca de tu conciencia, eventos e imágenes con las que te identificas o que pretendes crear. Los procesos secundarios están más alejados de la conciencia y son más sorprendentes. Pueden ser maravillosos, aterradores o confusos. Pueden ser alucinaciones auditivas, visiones repentinas o apariciones nocturnas. Pueden ser dolores de cabeza, padecimientos o movimientos impredecibles. Son secundarios los problemas de relaciones que no puedes solucionar y los incesantes problemas del mundo.

Metafóricamente, todos estos procesos ocurren por la noche, es decir, durante la oscuridad del día. Parece que son arrojados encima de ti o que han sido invitados sin tu consentimiento. Según los chamanes tales eventos deben ser tratados con las herramientas del mundo de los sueños, lo cual quiere decir adentrarse conscientemente en estas experiencias y llegar a conocerlas desde dentro. Después de que hayas aprendido a cazar y pensar sobre ti mismo, estudias tu comportamiento y tus sueños y comienzas a comprender a otros. El siguiente paso es abandonar la ribera desde la que has estado observando y entrar en el río.

Es fácil describir el mundo de los sueños pero difícil entrar conscientemente en el río y co-crear vida con él. Antes de poder abandonarte a lo desconocido necesitas mucho control interno y seguridad. También puede que necesites el ejemplo de alguien que sea capaz de hacerlo. Por eso los chamanes siempre han aprendido de espíritus acomedidos o de viejos maestros chamanes. Sin la ayuda de este tipo de figuras, tiendes a permanecer por largos periodos de tiempo en los procesos primarios, como si estuvieses en el puerto de la tierra firme de la que vas a partir.

Requiere tanta energía dominar los quehaceres de este mundo que puede que reprimas las dimensiones secundarias de tu experiencia. Por tanto, debes «instituir» estas dimensiones secundarias. Por este motivo, don Juan enseña a su aprendiz a comenzar a soñar estableciendo sueños. Advierte contra caer simplemente en el soñar y recomienda aproximarse al mundo de los sueños de un modo consciente y voluntario. A diferencia de una persona común, que es abrumada periódicamente por estados de ánimo, enfermedades y problemas de relaciones, el guerrero establece voluntariamente un conocimiento de eventos parecidos a sueños. Decide deliberadamente cuándo y cómo se aproxima a ellos, de una manera disciplinada.

El chamán advierte que abrirse al poder y aprender a soñar son tareas peligrosas que pueden conducir a la muerte. Si no estás familiarizado con los procesos del cuerpo o del sueño, es probable que esto te parezca un poco exagerado. ¿Cómo puede el aprendizaje del arte del guerrero ser una cuestión de vida o muerte? ¿Por qué los analistas que seguían a Jung estaban temiendo siempre que las personas se volviesen locas si entraban en el «inconsciente» demasiado pronto?

La respuesta a ambas preguntas es que permitirte quedar inconscientemente sumergido hace que tengas un «desvarío», que cambies de personalidad y, por tanto, que mueras metafóricamente. Esto ocurre cada vez que te pones de mal humor. Cuando te adentras en lo desconocido sin preparación, eres poseído por estados de ánimos, espíritus, emociones, complejos y síntomas. Desde la mañana hasta la noche, te preocupas de que ocurra o no ocurra algo y sobre tu salud y bienestar.

Un lector una vez me escribió sobre estos problemas después de haber seguido las sugerencias en mi libro *El cuerpo-que-sueña*. Había seguido las instrucciones e intentado llegar a la energía creativa detrás de sus dolores de cabeza. Era como un cazador haciendo sus primeros intentos de ser un guerrero. Primero sintió el dolor en su cabeza y notó que algo parecía estar golpeándolo. Recogió la energía, se convirtió en la figura que golpeaba, y pegó a una almohada. Su dolor de cabeza mejoró, pero antes de saber lo que había ocurrido, se había identificado inconscientemente con su padre, que había abusado violentamente de él cuando era niño.

Como resultado, en lugar de volverse simplemente más asertivo, este hombre se volvió abusivo con todos los demás. De esta manera, se ahogó en su proceso; murió metafóricamente. Se intoxicó con este nuevo estado alterado de conciencia. El estado había estado reprimido hasta entonces y sólo podía aparecer como síntoma. Pero como trabajó sobre sí mismo solo, perdió acceso a su personalidad común y fue poseído por una figura interna. Se abandonó a los procesos secundarios, pero de una manera no controlada. Tales muertes parciales son errores que forman parte del camino del chamán.

Por otro lado, si no haces nada aparte de notar los procesos secundarios y evitarlos, tienden a amplificarse y volverse destructivos. Dejados a sí mismos, ciertos procesos secundarios, como los dolores y padecimientos, se convierten en problemas corporales y finalmente aniquilan tu identidad primaria haciéndote caer enfermo. Los procesos secundarios que son ignorados se vuelven caóticos y crónicos; confunden tu comunicación con otros y destruyen tu salud y bienestar.

En este sentido, la vida bien cuidada y ordenada de tu cazador está en peligro cuando cazas por poder. El proceso primario del cazador, es decir, el respeto, la cautela y la naturaleza meticulosa, no debe desaparecer cuando tienes experiencias en estados alterados de conciencia. Debes permanecer sobrio incluso cuando estás en estos estados alterados de conciencia.

Cuando eres un guerrero, el soñar es la esencia de la realidad, porque aprendes a actuar voluntariamente en esos momentos seleccionado procesos secundarios que conducen al poder. Puedes tocar estos eventos y utilizarlos, mientras que en los sueños comunes no actúas conscientemente, sino que eres arrastrado por los acontecimientos.

Aprender a soñar no es fortuito sino activo y deliberado. Intervienes conscientemente en experiencias espontáneas, combinando estados alterados de conciencia con intervenciones despiertas y, sobre todo, notando cuales son primarias y cercanas a la conciencia y cuales secundarias y lejanas. El guerrero siente algo desconocido para él o ella y conscientemente decide utilizar su segunda atención para explorarlo. Siente su acceso a los procesos, seleccionando eventos y experiencias de acuerdo con la energía que tienen. Los eventos más extraños y alejados de la conciencia, los procesos secundarios menos terrestres, son los que tienen más poder.

Quizá me entiendas mejor probando esto ahora mismo mientras lees. Configura el soñar en el sentido de encontrar algo que esté ocurriendo ahora mismo en la periferia de tu conciencia. Escoge los eventos que sean más inusuales. Enfócate en ellos. Después amplifica sus señales, fortalécelas y apóyalas en un esfuerzo por desvelar sus secretos. Si son problemas corporales, entra en ellos para sentirlos. Si son fantasías repentinas, permanece en ellas. Si son movimientos inusuales o sonidos, acompáñalos.

Permanece bien atento a lo que está ocurriendo. Si te ves dando un paso atrás ante las experiencias, puede que hayas llegado a un límite, y tu historia personal te esté reteniendo. Nota este límite, es decir, tus vacilaciones y resistencias a lo que está ocurriendo, y decide conscientemente si seguir adelante o retroceder. En los sueños comunes e imaginaciones, los callejones sin salida o límites normalmente pasan desapercibidos. Los evitas cambiando de tema, despertando o distrayéndote.

El poder, la experiencia alteradora, energizante e iluminadora de la conciencia, de tu proceso secundario, no es completamente explicable en términos de tu personalidad individual o el contenido específico de un mensaje. Experimentas la vida en términos de tu yo personal, pero la energía y el momento en que ocurren los procesos son incontrolables. La energía viene a ti cuando quiere, como si tú fueses su canal. Sólo puedes unirte al poder conscientemente e intentar utilizar esta energía para permanecer en el camino, el río del soñar. La naturaleza de este poder sigue siendo un misterio cuya explicación final tal vez no llegue nunca.

Los chamanes dan a los aprendices tareas especiales durante el soñar para que los aprendices permanezcan lúcidos. Don Juan le manda a Castaneda la tarea de mirar sus propias manos en sus sueños como el primer paso para aprender cómo soñar. No hay nada especial en mirar tus propias manos, pero mirar cualquier cosa en un sueño es una manera de recordar tu yo común mientras se está inmerso en el inconsciente. Encontrar tus manos en tus sueños significa permanecer despierto en medio del mundo de los sueños y la somnolencia cotidiana, tus estados normales de vigilia inconsciente.

Si notas que estás en medio de un proceso secundario, puedes «despertar», es decir, puedes aplicar tu segunda atención y completarlo. Si no es así, simplemente sueñas y quedas enredado en ese sueño. Entonces estás de mal humor. Soñar con conciencia quiere decir recordar tu buen corazón incluso cuando estás furioso, recordar el sentido de la vida incluso cuando estás deprimido, recordar la fría sobriedad incluso cuando estás borracho. Soñar o trabajar con procesos secundarios es mejor cuando estás en estos dos estados mentales separados al mismo tiempo. Sueñas pero también eres consciente de tu yo común.

Mi hermano, Carl, me contó una entretenida historia para ilustrar esta cuestión. Uno de sus profesores de meditación hizo un aprendizaje en la India y se encontraba en un trance profundo y magnífico en el ashram. Justo entonces, su gurú pasó a su lado e interrumpió bruscamente su Nirvana para pedirle que mostrara el ashram a un turista americano que acababa de llegar. El gurú no estaba impresionado por la absorción del profesor en el Nirvana.

El mensaje en la acción del gurú es que no deberías olvidarte de ti mismo en un estado alterado de conciencia. Si lo haces, no dispondrás de las herramientas que has aprendido. Debes tener tus experiencias extáticas a la vez que no te identificas de ellas. El primer paso en el trabajo contigo mismo es darte cuenta de que eres el observador además del participante. Elige cuando identificarte y cuando dejar de identificarte con el viaje. Debes recordar todo tu ser incluso cuando estás soñando.

Hay muchos métodos para distinguirte de los procesos con los que trabajar para resistir la posesión. Uno es llevar tus problemas y temas comunes y cotidianos contigo a tus experiencias interiores. Si recuerdas tu yo común mientras estás en medio de un estado alterado, no sólo evitas flotar a la deriva, sino que puedes posibilitar que tenga lugar la transformación de tu personalidad cotidiana. Esto es mirar tus manos mientras sueñas.

Metahabilidades

Independientemente del método que utilices, los sentimientos que tienes sobre tus experiencias inusuales parecen determinar el éxito de tus experiencias. No sólo son importantes las habilidades y técnicas, también son cruciales los sentimientos con los que utilizas estas técnicas, lo que Amy llama metahabilidades[16].

La metahabilidad más útil y especial es un tipo de delicadeza; compasión hacia ti mismo e interés cariñoso por las cosas que experimentas. No tengo ni idea cómo aprender o enseñar este sentimiento, aunque sé que es más importante que cualquier otra parafernalia o habilidad.

La bondad desapegada es poderosa en tu relación con el estado de trance más seductor de todos: la realidad cotidiana. Qué maravilloso pero qué difícil es recordar que eres un ser infinito interesado en la vida y la muerte durante la vida cotidiana, especialmente en los momentos difíciles o con respecto a temas de relaciones.

En tales momentos especiales cuando recuerdas todo tu ser, puedes adentrarte con profundidad en la mundana realidad cotidiana y disfrutar su misterio. Despertar comporta recordar todo tu ser en medio de estados de trance y problemas y dándoles un sentido. No quiere decir estar sin problemas.

Todo el mundo pasa por el ciclo de descubrir, estar cansado, dormir y volver a despertar. El guerrero, sin embargo, intenta romper este ciclo recordando todo su ser a todo momento. Cuando está en el mundo de la actividad cotidiana, está al mismo tiempo en la cima de la montaña, del mismo modo en que cuando está dormido, está despierto. La habilidad es una capacidad de captar procesos secundarios, pero la metahabilidad es compasión por ti mismo y por la experiencia.

En el mundo de los sueños, es fundamental notar lo que está ocurriendo y sostener también el punto de vista de tu experiencia. En las artes marciales luchar es una habilidad, pero el amor por el universo que organiza ese encuentro es una metahabilidad. La metahabilidad en el encuentro marcial permite que todo el mundo gane. Del mismo modo, el trabajo de procesos contiene habilidades, como Amy ha mostrado; la compasión o rudeza con el que se hace el trabajo es la metahabilidad que define el trabajo.

---

16   Amy Mindell, «Moon in the Water» («El mundo en el agua»), capítulo 2.

Por tanto la habilidad del soñar es la segunda atención, pero la compasión por ti mismo y por la experiencia son metahabilidades. Notas y trabajas con el poder. Las metahabilidades no tienen rutas que nos faciliten llegar a ellas. El método de sostener un proceso secundario una vez aparece depende de la conciencia y amplificación, pero tu habilidad con esto depende de tu amor por lo impredecible. Para trabajar con lo desconocido, se necesita alguna combinación de respeto, rudeza, coraje y cuidados. Estas metahabilidades pueden ser distintas de tus actitudes en los procedimientos de meditación normal.

Uno de los sentimientos o creencias importantes para sostener un proceso inusual es la sensación de que una vez aparece ese proceso, te conducirá a la aventura de volverte pleno. Si tienes preguntas el proceso será su propia respuesta. Si estás molesto con algo, se resolverá sin tus planes. Jung dijo que el sueño mismo es su mejor interpretación. De modo similar, la teoría de Wilhelm Reich era que el cuerpo se corregiría a sí mismo. Pantajali, uno de los primeros maestros y escritores de Yoga dijo «El Yoga enseña el Yoga». Una vez comienzas a utilizar tu segunda atención, los procesos que experimentas se vuelven tus instructores.

Cuando cometes un desliz y haces algo que parece tonto, en vez de odiarte por ese error, intenta honrar a lo desconocido de tu propia naturaleza que cometió el «error»; ama el error y anímale a seguir desplegándose. Si un amigo dice una cosa pero hace otra, hazte amigo de la «otra», pero no olvides al amigo. Las metahabilidades del soñar te inhibirán de criticar tu propia inconsciencia o la de otros y animarte a adentrarte más en ella. En vez de ignorar los síntomas corporales o accidentes, dales la bienvenida. Si te subes a ese tipo de energías, la vida se vuelve más rica para todos. Crea síntomas, no te limites a experimentarlos. Cuando los sueños te confundan, agárrate al proceso de soñar.

El chamán en ti entiende el poder como un amor hacia lo inusual, un amor que insufla vida en todo. El amor por lo absurdo es una metahabilidad transformativa que convierte todo y a todos en oro. No adores el objeto, sino el espíritu que lo anima; no el contenido, sino el elemento creativo en el trasfondo.

Cualquier cosa que ves, oyes, sientes o con lo que te relacionas es real, pueda o no ser repetido. Si de repente imaginas algo, su patrón está ahí; está intentado ocurrir. Es tu energía vital; tu mayor, y quizá única, posesión.

Por tanto, ese animal en la agonía de la muerte es real, porque era nuestro propio aprendiz y sus propias rutinas las que estaban muriendo. Esto es real. La lección es la siguiente: si quieres ser un cazador, debes tener las habilidades para percibir cuando está ocurriendo algo inusual. Debes estudiar esa cosa. Pero si quieres ser un guerrero, debes utilizar la segunda atención; no debes limitarte a percibir el poder o a sentirlo, debes honrarlo y entablar amistad con su energía.

Sin tal actitud, cada vez que ocurre algo incontrolable, piensas que tú mismo lo has creado e involuntariamente matas el poder donador de vida ya que no lo percibes ni descubres lo misterioso. Esta actitud provoca y molesta a la naturaleza, que entonces reacciona. Recuerdo un hombre que sufría lo que llamaban de «alucinaciones severas». En esa época en Suiza, no se utilizaban tantas drogas para inhibir alucinaciones como ahora y ver a un cliente en medio de un episodio esquizofrénico no era tan raro. En mi caso, mi cliente estaba perdido en visiones sobrecogedoras, rodeado de monstruos impredecibles y aterradores.

En cierto punto de nuestro trabajo, gritó, «Soy el monstruo de las montañas», y levantó mi silla del suelo, conmigo sentado en ella. Me asusté y quedé petrificado, y caí en el mundo de los sueños. Insistí en que se no se identificase con lo que estaba ocurriendo; principalmente por mi propio bien. Grité, «¡Soy Arny, el terapeuta de Zúrich, preparado para almorzar!» Por supuesto el monstruo no estaba impresionado en lo más mínimo y comenzó a levantar una segunda silla.

Mi primer intento de detener la acción había sido un fracaso, pero por suerte recordé mi ser completo y pensé que ese era el momento de sostener la imagen del monstruo y entablar amistad. Así que tomé la oportunidad y grité, «¡Eh, tú! Estoy contento de que hayas llegado. Supongo que habrás venido a ayudar a mi cliente con su vida cotidiana. Es un placer tenerte aquí. ¡Eres realmente poderoso!» El monstruo paró un momento y parecía estar escuchando.

Gritó de vuelta, «¡Tu cliente es un cobarde, un debilucho que tiene miedo de su propia madre!» momento en el cual mi cliente se derrumbó y comenzó llorar.

El hombre, ahora en un estado de conciencia más o menos normal, pareció olvidar sus alucinaciones y me rogó que le ayudase a defenderse contra su madre, que había abusado de él sexualmente cuando era niño.

«Recuerda el poderoso monstruo», le pedí al hombre en su estado normal. «¿Crees realmente en ese monstruo?» me preguntó mi cliente. «Sí», dije, «y si quieres permanecer cuerdo te recomiendo que también creas en el monstruo. Si no se pondrá furioso con todos nosotros». El hombre respondió que creer en esas cosas tenía una consecuencia poderosa. «¡Ahora voy a tener que aprender a defenderme!»

Ejercicios

1. Escribe una breve historia personal. ¿Cómo te identificas a ti mismo en este momento? ¿En qué tareas estás involucrado? ¿Eres un hombre o una mujer? ¿Con que raza, religión o grupo te identificas, o no lo haces con ninguno? ¿Eres soltero o soltera, o tienes familia?

2. Pregunta si la naturaleza te permitiría experimentar con ser guerrero por unos minutos. Si tienes dudas, lanza una moneda, pregúntale al I Ching, o imagínate preguntándole a una figura interna sabia de sueño si por lo menos puedes ser cazador.

3. Ahora tu camino está abierto, y debes adentrarte más en él. Utiliza la primera atención, y sal a la caza de poder. Nota qué está ocurriendo y comprueba si hay algo impredecible en o alrededor de ti. No dediques mucho tiempo en hacer esto.

4. Ve y caza esa cosa impredecible. Ahora utiliza tu segunda atención. Sostén esta experiencia o evento inusual. Enfócate

en él con tu vista, escucha, propiocepción y movimiento; como si te exigiese el mayor respeto y honor. Mantén tu atención en esto, dándole tiempo para vivir y desvelarse a sí mismo. Ámalo.

5. Si eres incapaz de mantener tu segunda atención en la cosa inusual, podría deberse a que estás demasiado apegado a tu historia personal. Vuelve atrás y estudia que escribiste sobre ti mismo en el primer punto de este ejercicio. Pregúntate si esta historia es esencial para ti en este momento o si puedes permitirte abandonarla por un corto periodo de tiempo. Abandona tu historia como haría un guerrero y permítete observar y experimentar la cosa inusual una vez más. Comienza abandonando esta historia por un instante.

6. Sigue el evento o experiencia y haz ver que eres la fuerza, energía o poder detrás de él. Nota como tu cuerpo y mente cambian.

7. No te olvides de tus «manos», tu conciencia cotidiana. Pregúntate si esta fuerza puede ser utilizada para transformar la realidad cotidiana y tu historia personal. Pregúntate cómo.

8. Ahora viaja en el flujo de eventos y deja que tu soñar te lleve.

7

El aliado

Al desarrollar tu capacidad para cazar y soñar, aparecen barreras que inhiben la conciencia. Estas barreras son límites habituales que reciben muchos nombres. Según don Juan, pueden ser llamados claridad, miedo, poder o vejez. Para adquirir cualquier grado de autoconocimiento y fluidez debes enfrentarte a estas barreras.

Cuando comienzas a quejarte sobre lo raro que se está volviendo todo, puede que te estés encontrando con la barrera llamada claridad. La necesidad de claridad y comprensión bloquea tu percepción y te hace ignorar aspectos de la vida que parecen irracionales, ilógicos o extraños. La claridad te dice que lo que está ocurriendo es demasiado extraño para ser real o que es simplemente una locura. La claridad, sin embargo, sólo es un límite, una barrera a ser superada.

Me encontré con la claridad por primera vez en Mombasa, Kenia, en el océano Índico oriental, cuando estaba sentado con Amy en el suelo de la cabaña de nuestros sanadores Girami. Nuestros sanadores, una pareja de chamanes, entraban en trance y realizaban sanaciones quirúrgicas y con hierbas. Todavía recuerdo vivamente los extraños bailes y trances de esta pareja, especialmente de la mujer, que gritaba y rodaba por el suelo de tierra. Su lengua exótica, las extrañas pociones herbales que debíamos beber, las sanaciones quirúrgicas que realizaban para otros aldeanos, y la habilidad telepática de la mujer de visualizar a mis «enemigos» en mi país... La combinación de todo era tan completamente extraña para mí que apareció la claridad bloqueando mis experiencias durante unos minutos. Mi mente se negaba a participar en la ceremonia.

Mis estudios sobre chamanismo y antropología me ayudaron a reducir la barrera levantada por mi necesidad inconsciente de claridad. Decidí finalmente permitir que mis experiencias ocasionales de telepatía (las cuales nunca había sido capaz de comprender) fuesen mi guía. Me dejé ir y permití que el efecto del misterio guiase a mi cuerpo en su camino. La ceremonia duró horas. Nuestros sanadores nos desnudaron y vistieron como africanos para iniciarnos en sus misterios. Su amor y el asombro que experimenté durante esos dos días y noches me permitieron esquivar la barrera de la claridad.

La claridad ya no me sujeta; cuando alguien quiere saber lo que se va a encontrar trabajando consigo mismo, le digo simplemente que no lo sé. Sólo puedo decir que quizá lo quieres saber, pero que la mejor manera de descubrir que hay al otro lado es mantener las reservas a raya durante suficiente tiempo para permitir que los procesos mismos desplieguen su propia naturaleza. Lleva la claridad contigo. No luches contra ella, úsala para definir tanto de lo desconocido como sea posible.

Cuando comienzas a preocuparte por la seguridad, el miedo es lo que tienes enfrente. El miedo es un enemigo difícil porque, aunque estés usando tu sentido de claridad, el miedo imaginado de lo desconocido te preocupa. Tienes miedo de que te haga daño, te aplaste, o te mate. El miedo acostumbra a estar ligado a la pérdida de identidad. Si la seguridad es crucial para ti, sientes lo desconocido como una amenaza. Por tanto, es útil trabajar en borrar la historia personal y darte cuenta de que en última instancia eres más que tu identidad. Perderte por cortos periodos de tiempo no es lo peor que te puede ocurrir. Puede ser incluso un alivio.

Cuando aceptas y respetas tus miedos, ya no estás en peligro de morir en manos de lo desconocido; en lugar de eso, participas en tu propia transformación. Si relajas tu identidad antes de que sea eliminada, puedes encontrarte con fuerzas extrañas que son más fuertes que tú y aprender cosas nuevas. Al final, te sientes más fuerte.

Pero cuando tu confianza en ti mismo comienza a irritar a todos a tu alrededor, el poder puede ser un problema. Después de superar la claridad y el miedo, surge el problema del poder. El poder es realmente un enemigo de lo más molesto, porque lo alcanzas sin ni siquiera darte cuenta. Cuando presupones que las experiencias que tienes son las que otros deberían tener, cuando piensas que tu camino es más o menos el único camino, estás atormentado por el poder. El poder es especialmente problemático si has tenido grandes experiencias. De tu limitada pero increíble experiencia de lo desconocido haces mapas de la senda que has emprendido y crees que los demás deben seguir la misma ruta. Cuando el poder te supera, te haces el listo, tiene respuestas para todo y te sientes insultado o a la defensiva cuando los demás no están de acuerdo. Interpretas, aconsejas, explicas y adviertes, como si tú fueses el maestro y no la naturaleza.

Quizá el peor aspecto del poder es la inferioridad. Tienes unas imágenes tan grandiosas de quién deberías ser que cualquier cosa menor te deprime. Por tanto, cuando no eres soberbio, estás deprimido y te sientes miserable porque tú mismo no eres capaz de seguir la senda dorada que has determinado para todo el mundo. El poder es un terrible enemigo; te hace perder el sentido del humor y te vuelve cada vez más deprimido, serio y mandón. El poder te induce a pensar que sabes lo que va a ocurrir. La verdad de la cuestión es que no hay nadie que tenga más poder que otra persona, y tú solo tienes el poder que se te otorga en un momento determinado.

Todo el mundo se acuerda de sus momentos de poder y puede recordar las experiencias vividas. Las voces y mensajes de tu camino fueron significativas para ti y para el mundo en el que vivías en ese determinado momento. Pero los tiempos cambian y el poder de ese momento y su mensaje pueden no querer decir nada en el momento siguiente. Tu oportunidad de permanecer conectado a las extrañas fuerzas en la naturaleza depende de permanecer abierto a ellas y ser capaz de experimentar un momento después del otro.

Para no ser afectado por el poder intenta aceptarlo. Tiene que estar presente, porque todavía no estás siguiendo tus propias reglas y normas. Si intentas utilizar tu poder sobre esa parte de ti mismo que necesita una buena patada, puede que se transforme en risa. Entonces te das cuenta de que tú mismo eres tu peor aprendiz;

¿pero a quién le importa? Finalmente, comienzas a relajarte y antes de que lo sepas ya nada parece importar.

Después de haber trabajado con el miedo, la claridad y el poder, te encuentras con una de las barreras más difíciles de todas: la vejez. La vejez es verdaderamente sutil y puede aparecer a cualquier edad. A mí me parece que la vejez comienza con una sensación de desapego. Después, antes de que te des cuenta, comienzas a aburrirte y de repente ya tienes a la vejez encima.

Tras haber superado el poder, cuando la conexión con el mundo y la importancia otorgada a los demás ya no son interesantes, surge el mayor conflicto de todos. ¿Por qué seguir con la vida? ¿Para qué? De repente ya no estás meramente iluminado sino exhausto. Sientes que ya has tenido suficiente y que has hecho más de lo necesario. ¿Qué tal unas vacaciones? ¿Por qué no dejar que los demás se ocupen de este mundo enloquecido? Este tipo de vejez no es un desapego sino una depresión sutil y crónica que esconde un entendimiento crucial. Tienes que morir de verdad para llegar a ser tú mismo; incluso tu desapego debe morir. Él, también, sólo es un estado de la mente. El tipo de desapego que deja exhausto es apatía, la cual aparece cuando se deja atrás la compulsión.

Sin embargo, cuando la sensación de vejez nos lleva a una muerte metafórica, el vacío puede convertirse en creatividad y puedes comenzar de nuevo a desarrollar la mente del principiante. Incluso una experiencia cercana a la muerte puede ser un nuevo comienzo. De las personas con las que he trabajado que estuvieron cerca de la muerte, todas las que no padecieron una lesión cerebral demasiado severa para ser capaces de hablar después de volver de un estado comatoso se han comportado como si la vida continuase donde la dejaron. Muchos dijeron que querían trabajar en sí mismos. Recuerdo como mi madre me dijo con una sonrisa, justo antes de morir, que estaba viniendo a Zúrich a estudiar. Peter, el hombre del que hablo en mi libro *Coma, Llave para Despertar*, dijo justo antes de su muerte que yo debería cuidar de su mujer y familia y que él iba a continuar trabajando conmigo.

La vejez, parece, sólo es un enemigo cuando necesitas morir. Una vez has muerto puedes continuar viviendo con más plenitud que antes.

El Aliado

Una de las diferencias entre un guerrero y un cazador es que el guerrero tiene un aliado. Esta es la marca del chamán. Una vez que has aprendido a cazar y has aprendido a lidiar con algunos de los obstáculos, el siguiente paso importante es desarrollar una relación con un aliado.

De acuerdo con Eliade, «Un chamán es un hombre que tiene experiencias inmediatas y concretas con dioses y espíritus; los ve y habla con ellos cara a cara, les reza, les implora; pero sólo 'controla' a un número limitado de ellos»[17]. Esos dioses y espíritus, esos aliados tan familiares para el chamán, a menudo son perros, toros, potros, águilas, alces u osos pardo. El aliado puede ser el espíritu de un chamán muerto o puede ser un espíritu celestial menor. Puede llamarse «alma de arbusto» en Australia o «nagual» en Centroamérica o México.

Para ayudarle en su aprendizaje, el guerrero debe encontrar o bien a un gurú interior mágico o a un maestro. La psicología detrás de esto es que necesitas respetar y considerar como tu maestro a algo que no sea tu identidad actual. El aliado es un maestro que, aun siendo un amigo de tu mente común, es el símbolo o expresión de un estado alterado de conciencia. Se podría decir que el aliado es un puente entre los mundos. En términos chamánicos alcanzar la plenitud significa encontrar a tu aliado y pedirle que te ayude a encontrar otras partes perdidas o que faltan de tu alma.

Según todos los chamanes, el aliado es una necesidad, pues te puede ayudar a comprender cosas que otros seres humanos jamás podrían saber. El aliado puede llevarte más allá de los límites de ti mismo y darte una sensación de amistad y seguridad en el mundo que la vida cotidiana no puede proporcionarte.

El aliado te equilibra y te puede dar sensación de poder cuando te sientes débil. Pero también te puede hacer sentir desprecio de ti mismo cuando eres ambicioso o enfermo cuando quieres dominar la vida. El aliado es insoportable y peligroso; no obstante, sin él la

---

17   Eliade, Mircea, *El chamanismo y las técnicas arcaicas del éxtasis.*

vida está vacía. Sin una relación consciente con un aliado, todo lo que puedes hacer es buscar estados alterados de conciencia volviéndote adicto a las drogas o a la comida.

¿Te parece extraño y desconocido el concepto de aliado? ¿Recuerdas a tu oso de peluche de la infancia, que te hacía compañía cuando las cosas se ponían difíciles? El oso de juguete era bueno contigo incluso cuando nadie más lo era. Tus muñecos y animales de peluche eran aliados maternales que te mostraban como amarte y cuidarte a ti mismo cuando estabas solo en la noche. O eran aliados de tu niño, cometiendo travesuras o haciendo cosas que te estaban prohibidas.

No sólo el chamán, todo el mundo busca amigos imaginarios, figuras de sueño y maestros externos para usarlos de modelo y que les guíe cuando la vida parece imposible. Tales figuras aparecen casi automáticamente cuando tienes que entrar en el río de los sueños. Cerca de la muerte probablemente serás como los demás y verás de repente a familiares o amigos ya muertos que parecen ayudarte a atravesar los umbrales a otras dimensiones. Experimentas a tus padres y a sabios que han muerto como aliados espléndidos, sobre todo si les amaste.

La mayoría de adultos se olvida de sus aliados, pero muchos pasan por fases en las que buscan maestros externos o espíritus internos. Algunos rezan a Dios. Un chamán o visionario debe tener familiares, seres que inspiran y enseñan, hablan en lenguas extrañas y educan sobre cosas que los humanos no acceden a saber.

Los aliados son parte de tu psicología personal, pero parecen existir también fuera de ti. De hecho, gran parte de la vida puede estar organizada por algo parecido a un ángel guardián. Mientras te ocupas de tus tareas, sientes que eres tú quien las estás haciendo. Sin embargo, cuando miras atrás, puedes tener la sensación que sea lo que sea lo que hiciste fue hecho por una fuerza que no eras tú. ¿No has sentido a veces que nunca hubieras tenido el poder o coraje de realizar ciertas tareas solo? Sientes que algo parecido a una luz guiadora, un ángel favorable o un aliado está detrás de tu destino.

Los aliados pueden aparecer en sueños, fantasías o síntomas corporales. O puede que aparezcan por primera vez tras un conflicto con un amigo o en medio de una crisis difícil. Los aliados más poderosos intervienen sobre ti. Quieres que la vida vaya en una dirección, pero energías inconscientes van en otra.

La mayoría de las personas con las que he trabajado descubren sus aliados más valiosos cuando son adultas. Aunque he conocido a muchas personas que han tenido aliados, a pocas les gusta hablar de su relación con estas figuras, por tratarse de un tema tan profundo y personal. Jesús era un aliado de uno de mis sanadores. El aliado de uno de mis profesores favoritos era Jung. Y Jung dice en su autobiografía que él habló con varias figuras. La antigua figura sabia que él llamaba Filemón fue de gran ayuda.

Poniendo a prueba al aliado

Antes de utilizar a sus aliados para ayudarles a viajar a otros mundos a encontrar el alma u objetos perdidos, los chamanes miden el valor de sus aliados, considerando a los coyotes y perros de menos valor que los osos, por ejemplo[18]. El aliado es un espíritu que puede tener poder sin tener inteligencia, perseverancia sin corazón, sabiduría sin sentimiento. El aliado no es necesariamente sabio, pleno o completo en sí mismo. Conoce a tus aliados.

Los chamanes dicen que las personas no son mejores que sus aliados. El problema es que pocas personas saben siquiera que tienen un aliado. La mayoría cree que no tiene ningún tipo de poder, lo cual realmente quiere decir que sus poderes son inconscientes. Algunas personas, sin embargo, han tenido siempre algo como un espíritu benefactor.

¿Tienes un espíritu que te ayuda? ¿Qué aspecto tiene tu aliado? ¿Tienes una figura o un objeto o sensación corporal a la que le pides orientación? ¿Apareció tu aliado por primera vez durante una crisis, en un momento en el que no podías más? ¿Qué te ocurrió a ti entonces? Esa ayuda especial que obtuviste una vez: la sabiduría, la fuerza, la astucia; puede ser o haber sido tu aliado. ¿Todavía

---

18   Eliade, Mircea, *El chamanismo y las técnicas arcaicas del éxtasis.*

utilizas esta figura? Conoce tu yo más profundo, a este aliado, y encuéntralo. Aprende acerca de sus fortalezas y debilidades.

Si tu aliado es un coyote tiendes a ser como ese animal; quizá seas un mentiroso o un embustero. No seas ingenuo con respecto a ti mismo. Algunas aliados, quizá todos, te hacen vanidoso. Es verdad que te dan lo que no tienes en el momento. Pero también pueden hacer que actúes y te sientas como más sabio, fuerte, bueno o iluminado que las demás personas. Pueden llegar a ponerte enfermo o hacerte sentir como un inútil si eres demasiado ambicioso. La naturaleza del poder del aliado causa estos efectos.

Muchos aliados, incluso maestros y guías espirituales muertos, no pueden ayudarte con los problemas de la vida cotidiana porque tienen poco interés en la realidad mundana. Estos aliados parecen interesantes en los sueños, pero si no se los pone a prueba se van a reinos fantásticos o viajes transpersonales asombrosos, evitando los problemas humanos banales y cotidianos.

A veces, de hecho, los comentarios de don Juan suenan como la voz de su aliado. Ese puede ser el motivo por el que muchos lectores de Castaneda pensaron que don Juan sólo era una parte de la imaginación del aprendiz. En cualquier caso, don Juan (o la figura llamada don Juan, que Castaneda puede haber reunido a partir de muchas personas distintas) tiene el conocimiento sólido de alguien con gran riqueza de experiencia real en diferenciar estados de conciencia inusuales y alterados. Don Juan es capaz incluso de mirar detenidamente a su propio maestro. El aliado de su maestro era la yerba del diablo, que le hacía actuar con demasiado poder, dice don Juan.

Algunas comunidades consideran que hay chamanes «negros» y «blancos», dependiendo de la naturaleza de sus aliados y el tipo de magia que son capaces de realizar. Don Juan compara dos experiencias de aliados que llama «la yerba del diablo» y «el humito», las cuales pueden ser inducidas por las drogas. Él prefiere la experiencia del humito, que conduce al desapego. Le dice a Castaneda, quien naturalmente se enamora del poder de la yerba del diablo, que ya no hay ninguna necesidad de la yerba. A don Juan no le gusta el poder. En tiempos remotos, dice, los nativos americanos podían realizar hazañas asombrosas y eran admirados, temidos y respetados por su poder. Pero ahora, dice, ya no se necesita el poder de la yerba del diablo[19].

Si piensas de un modo psicológico, puedes entender las experiencias de la yerba y el humito inducidas por las drogas como estados normales de la mente que tienes normalmente sin identificarlos como tales. La gente a tu alrededor, sin embargo, notan cuando estás poseído por la yerba o el humito.

Cuando te sientes desempoderado durante ciertas fases de la vida, buscas tener más del poder de la yerba. Pero buscar tal poder solo es una fase momentánea del desarrollo, pues conduce a relaciones y comunidades insostenibles, en las que la gente se hace daño. En cualquier caso, a mí me parece que el que tu aliado tenga la característica de la yerba del diablo o del humito depende de dónde te encuentres en tu desarrollo. Al comienzo, necesitas poder y debes fortalecerte para vivir en el mundo. Más adelante, sin embargo, te cansas de ser tan contundente y necesitas un nuevo tipo de espíritu que te ayude, algo como el humito que trae corazón y paciencia.

La yerba del diablo

Puedes sentir cuando alguien está poseído por la yerba porque no consigue abandonar quién es y qué ha producido. ¿Cuántos profesores conoces qué, quizá como tú mismo, están poseídos por sus propios sistemas y se vuelven ciegos a todo lo demás? No obstante, según los chamanes, no hay un juicio definitivo sobre esto. Lo único crucial es ser tan objetivo con tu aliado como sea posible.

Ten cuidado con ser seducido por los halagos de tu aliado. Si tu aliado es como la yerba, entonces tu deidad interna te seduce y te hace ambicioso. No soportas a tus amigos y colegas a los que les va más bien o igual de bien que a ti. Estás esperando poder pisarlos.

La característica más común de aquellos que se vuelven adictos a la yerba del diablo es que sufren de haber sido heridos y

---

19   Castaneda, *Viaje a Ixtlan.*

están combatiendo constantemente un sentimiento de menosprecio hacia sí mismos. Quieren ser más fuertes por miedo a la debilidad. Parecen particularmente susceptibles a gustar o no a las demás personas. Si pierden a un amigo no se ponen simplemente celosos, sino violentos. Quizá la verdadera debilidad que sufren es una falta de compasión hacia sí mismos y hacia los demás. En lugar de desarrollar el corazón, se vuelven duros y son atraídos a otras personas duras, que a su vez les hace sentir incluso menos amados.

Cuando apenas te das cuenta de que has sido seducido por la yerba del diablo el aliado te hace prisionero y te vuelve adicto a los halagos. Cuando no recibes suficientes halagos te vuelves, sin la yerba, débil y detestable.

Un ejemplo de alguien poseído por la yerba del diablo me viene a la memoria. Un hombre desgraciado que había sido demasiado gentil durante años sufría de una falta de agresividad y determinación. Se vio a sí mismo volviéndose cada vez más militante. Al investigar sus nuevos poderes, se volvió agresivo sin darse cuenta y comenzó a molestar a las personas a su alrededor. Lentamente, llegó a sentirse más fuerte e inteligente que los demás y comenzó a enseñar a los demás lo que creía que debían saber, aunque no hubiesen pedido ser iluminados. Finalmente, un día, sintió que algo no estaba bien y me pidió, en su estilo poderoso, que me lo «cargara». Yo no quería hacer esto porque me gustaba como era él y porque no tenía el poder que él me otorgaba. Era su yerba diciéndome lo que debía hacer.

En cualquier caso, no había salida. Imploré sin éxito que buscase de nuevo su humildad perdida. Finalmente, me empujó más allá de todos mis límites. Perdí la paciencia y me lo cargué. «¡Cállate y cambia!» grité. Aunque mi explosión tuvo un gran efecto, me sentí terriblemente mal por haber actuado de un modo tan terrible, aunque sólo fuese por un momento. Inmediatamente después de haber actuado así, pedí perdón por haber sido tan duro con él. Mi tristeza debió conmoverle, pues cambió al instante. Varios días después del enfrentamiento, me dijo que se había dado cuenta de que había sido poseído por el poder, y me dio las gracias.

Esta persona era magnífica. No todo el mundo puede cambiar tan rápido. Se dio cuenta de que había sido poseído por el poder, tuvo la humildad de cambiar, y dijo que quería aprender más sobre sí mismo. Tengo que admitir que durante algunas épocas en las que he sido poseído por la yerba no he tenido tanta humildad. El problema con la posesión de espíritus es que aquellos que la sufren nunca la experimentan como tal. Cuando eres poseído, te sacan de tu propia casa, por así decirlo. Nunca piensas que has sido poseído por un aliado porque estás enormemente satisfecho de sentir algo tan poderoso.

Los sentimientos de poder y menosprecio te impresionan tanto que te falta la distancia para ver que este estado de la mente podría arruinar tu vida si no es puesto a prueba. Si despiertas e interaccionas con la yerba, sin embargo, tienes libertad para utilizar su poder cuando sea necesario y después abandonarlo. Puedes tener acceso a la yerba del diablo sin ser poseído por ella. Puedes realizar asombrosas proezas de fuerza pero no te identificarás después con tus logros.

En toda mi vida sólo recuerdo a una persona que ha tenido este tipo de acceso al poder de la yerba y sin embargo ha permanecido libre de ella. Ella era Barbara Hannah, una profesora mía que rondaba los ochenta cuando la conocí en Zúrich en los años sesenta. Nunca olvidaré el día en que utilizó el poder la yerba del diablo mientras estaba dando una de sus clases. Una insoportable alumna de la clase se dirigió a ella después de una clase y le hizo una pregunta irritante. Yo estaba entre mi insoportable compañera de clase y la Sra. Hannah cuando la compañera de clase insistió en que su estúpida pregunta fuese respondida.

La Sra. Hannah, para mi absoluta sorpresa, emitió un increíble sonido siseante, como el de una serpiente. Mi compañera de clase, que a mí me había parecido soberbia, se volvió pálida y casi se desmaya. La Sra. Hannah reaccionó de repente preguntándole con dulzura y calma al pasmado estudiante si había olvidado su pregunta. «Pobrecita», dijo la Sra. Hannah, «estás pálida. ¿Quieres que busque a alguien para que te lleve a casa?» No pude creer el cambio de esa horrible compañera de clase. La siguiente vez que la vi, tenía incluso un aspecto atractivo y la Sra. Hannah la trató con la máxima bondad/de la mejor forma posible. No estaba poseída por la yerba pero había utilizado su poder como un aliado para provocar un cambio útil.

El Humito

El poder del humito es muy distinto del de la yerba. Mientras que la yerba requiere poder o fuerza, el humito te desafía a tener corazón y a pensar en la eternidad, en el siglo venidero. Si tu aliado es el humito, te preocupas del futuro de todo el mundo, no sólo del tuyo.

Hay algo noble en este aliado; aquellos que lo tienen parecen tener un corazón puro. El humito ni ama ni odia; te pone en un estado de ánimo que te permite salir del círculo de las emociones. En términos tibetanos, el humito es un aliado que te saca de la rueda kármica. De hecho, aunque la yerba y el humito tomaron su nombre de drogas alucinógenas, los estados de ánimo que te despiertan están en todo el mundo, todo el tiempo.

La fuerza del corazón, con independencia de su manifestación, te libera del ruido y la conmoción de la vida cotidiana; te ayuda a reírte de tu propia estupidez y de la de los demás. Aún más importante, el humito te da la capacidad de perseverar cuando las cosas se ponen difíciles o cuando tienes pocas posibilidades de lograr algo. La yerba te puede dar la fuerza para defenderte en situaciones difíciles pero el humito te da algo más; desapego de la lucha. Te recuerda que lo que ocurre sólo es temporal y que todo, especialmente las personas, cambian como las estaciones.

Mientras que la yerba te hace sentirte responsable de todo lo que ocurre, el humito te recuerda que tu tarea es surfear las poderosas olas del cambio, no crearlas. Ambos aliados son metahabilidades que utilizas inconscientemente cuando trabajas sobre ti mismo. Mientras que la yerba te empuja y cambia tu conducta, el humito te anima a adentrarte más en él. La yerba quiere soluciones y resoluciones permanentes; el humito te recomienda mirar con claridad. Con el humito como aliado, aceptas la debilidad. El humito te lleva a medir los acontecimientos con patrones eternos. Quiere saber si tu vida es suficientemente humana.

Aunque la actitud del humito a menudo es asociada a la sabiduría, vejez y desapego, muchas personas jóvenes también tienen el espíritu del humito. Recuerdo una vez que estaba corriendo cerca de Mombasa a orillas del Océano Índico. El tiempo cambió de repente, y comenzó a llover tan fuerte que tuve que refugiarme en una cueva en la playa. Para mi sorpresa, sentado sobre sus talones en una cueva había un joven keniata. Me sonrió ante mi asombro al verlo ahí sentado en silencio.

El hombre dijo que se llamaba Amani, que quiere decir «paz» en Swahili. Los padres de Amani lo llamaron así después de que los keniatas recuperarán Kenia de manos de los Británicos veinte años atrás. Amani dijo que yo y los hombres blancos teníamos una vida más difícil que los africanos porque la mayoría de blancos siempre estaban buscando algo, yendo a algún lugar, necesitando algo. Dijo que los africanos habían aprendido a ser absolutamente felices durante largos periodos de tiempo con casi nada.

Amani era un hombre de paz. Había encontrado su propio humito, por así decirlo, y yo también, durante un momento, en esa cueva a orillas del Océano Índico.

El Cuerpo como Aliado

He tenido varios aliados. Después de finalizar mis estudios en física y psicología jungiana, me encontré hablando constantemente con los mismos dos aliados durante años, un espíritu femenino y uno masculino. La potencia de mis relaciones con estas figuras se mostraba constantemente en mis fantasías, sueños y meditaciones.

Entonces aprendí el trabajo con el cuerpo-que-sueña, y encontré estas visiones en las sensaciones de mi cuerpo. Aprendí a consultar a mi cuerpo como un aliado, preguntándole qué hacer en determinadas situaciones. Estuve intentando seguir la naturaleza impredecible de mis sensaciones físicas durante meses en lugar de cambiarlas. Tuve experiencias inusuales mientras practicaba senderismo en los Alpes suizos. Hasta ese momento, a comienzos de los años setenta, padecía constantes resfriados y gripes. Pero acompañar a mi cuerpo-que-sueña me ayudó con este problema. Desarrollé una enorme sensibilidad al frío y aprendí a intuir el viento y la brisa antes incluso de que comenzase a soplar. A veces me encontraba corriendo como si mi vida fuese en ello, mientras mi cuerpo me enseñaba a esconderme detrás de los árboles o grandes rocas cuando aparecía una leve brisa. Disfruté jugando con la brisa, las rocas y los árboles, pero también valoré la libertad que esto me daba de la gripe. De hecho, no me volví a resfriar o a tener dolor de garganta por muchos años.

Aunque el aliado es una fuente de sabiduría que puede aparecer en tus visiones o alucinaciones auditivas, también puede aparecer en otros canales. El poder puede encontrarse como la fuerza detrás de la danza o movimiento espontáneo, en la sabia orientación de ciertas sensaciones corporales o en la sensación de asombro en la naturaleza.

¿Cuál es la relación entre la sabiduría del cuerpo y las figuras aliadas? Mientras que los nombres que les das a tus aliados a menudo se refieren a dibujos o historias visuales, como la yerba o el humito, la apariencia de tu aliado en el cuerpo es más difícil de formular en palabras. Para comprender la sabiduría de tu cuerpo, pregunta que está dirigiendo a tu cuerpo. ¿Cómo es el «impulso» o la fatiga detrás de tu cuerpo? ¿A qué se parece?

Pregúntate qué parte de tu cuerpo sientes como la más sabia. Intenta hacer eso ahora. Examina tu cuerpo y siente la respuesta. ¿Cómo es la sensación de la sabiduría de tu cuerpo? Siéntela e intenta crear una imagen que se corresponda a esa sensación. ¿Cómo es ese dibujo? Coloca y observa ese dibujo en esa parte del cuerpo. Si tienes una pregunta, házsela a esta parte de tu cuerpo, este aliado. Pregunta con cariño, y espera, siente o escucha la respuesta. O deja que esta parte sabia te mueva justo ahora.

Las distintas culturas colocan el asiento de la conciencia y de la sabiduría en diferentes lugares del cuerpo: la parte inferior de la columna, el plexo solar, el corazón, el cuello, los ojos, la crisma de la cabeza. Lo más importante para ti es considerar la posibilidad de

que tu mayor sabiduría puede estar localizada en un punto determinado de tu cuerpo.

Por tanto, los aliados aparecen como sensaciones, sueños, y figuras espirituales, percibidas a través de los canales visual, auditivo y
del cuerpo. Yo llamo poder corporal a la experiencia corporal del
aliado, que es esencialmente proprioceptiva y kinestética. La salud
y estar en forma depende de nuestra conciencia de este poder. Si
almacenas esta sensación de energía en tu cuerpo, éste puede funcionar de un modo increíble.

Las personas con poder corporal nos parecen asombrosas. Tienen una vitalidad y energía inmensas. ¿Alguna vez has almacena-
do energía en lugar de disiparla? Almacenar poder quiere decir
percibir la sabiduría corporal, los sentimientos y la dirección de la
energía cuando están presentes, utilizando y encontrando los procesos secundarios cuando ocurren. Significa notar las sensaciones
corporales impredecibles y sutiles y acompañarlas con tu segunda
atención en lugar de malgastarlas; significa levantarte cuando estás
despierto y tumbarte cuando estás cansado.

Pero si ignoras las señales del cuerpo disipas poder, o lo niegas,
por así decirlo, y te volverás gordo y viejo en muy poco tiempo[20].
Manipulas y utilizas energía que no te pertenece y te fuerzas a hacer cosas en contra de tu naturaleza.

Para almacenar poder necesitas percibir las señales y sentir cuando estás en concordancia con tu cuerpo-que-sueña. Cuanto más
cultives esta relación, más congruente vas a ser en lo que haces.
Lentamente, con el tiempo, tu cuerpo comenzará a sentirse como
el cuerpo-que-sueña, y te verás capaz de hacer cosas y tareas impredecibles, teniendo más energía de la que nunca habías imaginado.

Al continuar el aprendizaje, don Juan aconseja a Castaneda a
confiar y dejar ir lo que él llama poder personal para poder fun-
dirse con el poder de la noche. Le dice que debe abandonarse a sí
mismo al poder de la noche o nunca será libre en su cuerpo. La oscuridad, dice, representa un problema solamente porque Castaneda
se basa en sus sentidos normales y no en su «marcha de poder», el

---

20   Castaneda, *Viaje a Ixtlan*.

mismo poder utilizado para encontrar su sitio de poder[21]. La marcha de poder trata de la sensación y el movimiento. Es movimiento auténtico y no es fácil de expresar con palabras.

Por lo tanto, debo basarme en tus experimentos con las sensaciones corporales y recomendarte lo siguiente. Cierra los ojos literalmente y deja que tus impulsos corporales te muevan. Intenta no organizar el movimiento; sólo déjalo ocurrir. Si te abandonas a tu cuerpo, te mueves en la dirección correcta, es decir, hacia el crecimiento personal. Si no lo haces, tu cuerpo o aliado pueden desarrollar síntomas que te verás forzado a seguir. Si sigues tu cuerpo es un aliado; si no lo sigues lo experimentas como tu oponente necesitado de sanación. Una perspectiva chamánica del trabajo con el cuerpo-que-sueña es que seguir tu cuerpo es como seguir las partes perdidas de tu alma.

Me han sorprendido muchas veces los procesos de movimiento de las personas que padecen desordenes crónicos de movimiento como el Parkinson o la esclerosis múltiple. Estas enfermedades contienen mucho poder corporal. Recuerdo a una mujer en particular que padecía esclerosis múltiple. Sus pies golpeaban incontrolable y dolorosamente contra el suelo cuando intentaba caminar. Cuando Amy y yo la ayudamos a exagerar sus movimientos, asumiendo que era parte de su marcha de poder, golpeó contra el suelo y comenzó a insultar a un amigo que la había estado molestando. Cuántas más patadas daba mejor se sentía, y mejor caminaba. El aliado en su cuerpo estaba intentando animarla para que se enfadase, utilizando su enfermedad para expresarse. En cierto modo, cuando se abandonaba a su cuerpo, le mostraba la dirección correcta.

Las experiencias corporales no son casuales. Tienen significado. Cuanto más problemáticas sean, más parecen ser aliados potenciales. Pero la mayoría de las personas sienten sus cuerpos sólo cuando están enfermas y sienten al cuerpo como un enemigo. Cambiando la atención, utilizando tu segunda atención, podrías tener al cuerpo como aliado.

Si acompañas a tu cuerpo, te mueves por el mundo como si lo conocieses como un mapa. Las sensaciones corporales son enton-

---

21   Castaneda, *Viaje a Ixtlan.*

ces sentidas como si estuviesen conectadas con los campos gravitacionales y electromagnéticos de la tierra, el poder de la noche. El cuerpo-que-sueña parece entonces ser en parte tuyo y en parte la conexión al universo. Cuando estás en el cuerpo-que-sueña, sientes su poder como no perteneciente a ninguna criatura viva.

Recuerdo trabajar con un hombre que estaba muriendo de leucemia. Se fue debilitando gradualmente y estaba al final de sus fuerzas. Cuando llegué a su casa para verlo por última vez, apenas podía hablar, así que yací cerca de él en su cama. Era un doctor y sabía de la gravedad de su situación. Para mi asombro, después de unos momentos, de repente murmuró algo, estando medio dormido, «La energía y poder de mi cuerpo no van a morir sino que pasarán a mi hijo y a ti». Me dio la impresión de que el cuerpo-que-sueña es independiente del cuerpo real y continua después de muerto, escogiendo a donde ir luego.

El poder, dicen los chamanes, no es pertenencia de nadie. Se entrega a sí mismo en el momento preciso. El poder corporal de este hombre quería compartirse. Quizá había estado pensando antes de su enfermedad que su poder corporal, su aliado, sólo le pertenecía a él. Lo que llamamos vida es un aliado en sí mismo y es compartido por los más allegados a nosotros.

Ejercicios

1. Trabaja con una barrera en el camino. Si te sientes impedido por algo, quizá sea la claridad, la necesidad de comprender y tener el control de lo que está ocurriendo. ¿O tu problema es el miedo, el terror ante lo que no conoces? Quizá es el poder, la posesión de tu potencial relevancia o irrelevancia. O la sensación de estar viejo, deprimido o desapegado podría estar bloqueando tu energía. En cualquier caso, escoge la barrera que veas con más claridad y trabaja con ella.

2. Busca diferentes modos de trabajar con tu barrera. Si la claridad es tu barrera, usa la claridad conscientemente. Estudia y planea tanto como puedas a dónde te estás dirigiendo.

Lleva contigo a la claridad en tu viaje; utiliza el control en los momentos de abandono. Si la barrera es el miedo, enfócate en lo que temes. Transfórmate en lo que te imaginas que es esta cosa temida. Si tu barrera es el poder, intenta contarte una historia sobre tu importancia o tu irrelevancia; luego créete o discute con esta historia. Utiliza el poder de cambiarte a ti mismo en lugar de a las demás personas. Si tu barrera es la vejez, salúdala, déjala ir y muere. ¿Si estuvieses muerto y liberado del desapego y la depresión qué harías? Hazlo ahora.

3. Conecta con tus aliados. Recuerda una figura humana sabia de un sueño o imagínate a una figura interna de ese tipo, una figura de sabiduría. Dedica un momento a hablar con esta figura y anota cosas de la conversación. Si lo prefieres, recuerda a un animal amistoso que hayas visto en un sueño, o imagínate a un animal así. ¿Puedes sentir a ese animal? ¿Qué está insinuando? Siente y examina tu cuerpo lentamente. ¿Dónde sientes el poder, la sabiduría o el aliado de tu cuerpo? ¿Qué se siente al estar ahí? ¿Qué imagen encaja con esa zona del cuerpo? Esta imagen es un aliado del cuerpo. Si tienes, o has tenido en algún momento, síntomas corporales en esa zona, imagínate a tu aliado dentro de esos síntomas. Siente cualquier cambio en tu cuerpo que ocurra cuando te identificas con tu aliado. Imagínate que eres tu aliado y envía un mensaje a tu yo cotidiano. Finalmente, experimenta con sentir y ver la sabiduría de tu cuerpo todo el tiempo, no sólo durante este experimento. Si tu historia personal bloquea este experimento, pídele a tu aliado que te libere de tu sensación de prepotencia.

8

El secreto del aliado

El cuerpo contiene muchos secretos y conectarte a él aumenta tu vitalidad y sensación de presencia. Además, la conciencia corporal es un elemento fundamental de vivir en el momento.

Los chamanes tienen muchos nombres para los poderes del cuerpo, como «fibras luminosas», la «voluntad», «magia», «manos sanadoras», y «viajar a otros mundos». El lugar preciso de la sabiduría del cuerpo es una cuestión personal. Puedes percibir tu entorno a través de tus ojos, oídos y tacto o con otros sentidos de tu cuerpo-que-sueña. Los chamanes experimentan este fenómeno de sueño y cuerpo como parte del entorno. A veces aparece como una fuerza en la barriga o como fibras que están conectadas al mundo. A veces el cuerpo-que-sueña hace que percibas tu alrededor como si fuese un aspecto del mundo afectándote. Normalmente ocupas o usas de modo consciente sólo dos o tres de los canales sensoriales: ver, escuchar y quizás oler. Pero también puedes desarrollar tu capacidad de sentir. A partir de ahí puedes desarrollar una auténtica conciencia del movimiento y conectar con las demás personas directamente a través de la intención de tu cuerpo. He conocido a personas que pueden sentir el mundo a través de la espalda, el cuello o el centro de la frente, así como a través del estómago.

Para tu mente común, los actos de tu cuerpo parecen fortuitos. El cuerpo parece cansado, despierto, nervioso, estimulado, enfermo o excitado en momentos impredecibles e incómodos. De acuerdo con muchas escuelas de medicina, cuando aparecen síntomas quiere decir que el cuerpo está enfermo, funciona mal y necesita corregirse. Estas escuelas te enseñan a relajarte, a liberar o reprimir tensiones y otros eventos físicos que no puedes comprender.

Aunque estas escuelas de pensamiento son importantes para el conocimiento, el mensaje del cuerpo-que-sueña es distinto. No es patológico. Desde este punto de vista interno, tu cuerpo es potencialmente sabio; percibe el mundo directamente y tiene voluntad o intención. Esta intención se conecta con los distintos eventos de acuerdo con el significado que tienen para tu crecimiento y para el mundo en un momento determinado. La misma energía que parece oponerse a ti bajo la forma de una enfermedad puede desvelarse como una intención, un poder con un propósito distinto al de tu conciencia. Hemos sido capaces de demostrar esta experiencia por todo el mundo. Pero no necesitas ninguna prueba externa, porque todo el mundo sabe cómo las reacciones repentinas del cuerpo pueden salvarte a ti y a otros de accidentes mortales.

No obstante, a no ser que conozcas, pongas a prueba y desarrolles este aliado, no puedes utilizar el poder del cuerpo siempre que lo desees. Si las circunstancias sociales no te permiten acompañar los movimientos de tu cuerpo-que-sueña porque esos movimientos inusuales pueden perturbar a otra gente, siempre puedes utilizar otros canales como la visión. Puedes alternar entre el sentimiento del cuerpo-que-sueña y una visualización de este sentimiento para encontrar y acompañar la sabiduría del cuerpo. En lugar de hacer algo en movimiento, puedes expresar la información somática visual o verbalmente.

Recuerdo un momento embarazoso años atrás, cuando recién estaba comenzando mi práctica y tuve un impulso inexplicable de tocar a una de mis clientes. Me había sentido inquieto durante varias horas antes de permitirme a mí mismo admitir que mi mano izquierda se sentía inclinada a tocar el tórax de mi cliente. No me sentía físicamente atraído por la mujer; el impulso de tocarla no era sexual, era más parecido a un deseo de descubrimiento. Si el deseo hubiese sido tocar su mano, no habría habido ningún problema. ¿Pero su tórax? Por supuesto, no quería seguir este impulso y me pregunté por lo que lo estaba provocando.

Pensé sobre ello e intenté reprimir el deseo y sacármelo de la cabeza. Después de un rato, sin embargo, ya no podía seguir reprimiendo mi cuerpo-que-sueña y le conté a mi cliente el impulso que estaba teniendo.

Me dijo que confiaba en mí y me preguntó dónde se dirigiría mi mano. Sin saber por qué, le dije el lugar de su pecho izquierdo que tocaría. Ella estaba abierta a experimentar y le pedí que pusiese su propia mano ahí. Para su sorpresa sintió un bulto, que ella no sabía que tenía ahí. Una biopsia posterior demostró que era un tumor maligno. Le extrajeron el bulto y se recuperó completamente.

Mi cuerpo-que-sueña fue útil para ella en ese caso. Pero podría no haber sido tan útil si no lo hubiese puesto a prueba, dudado de él, y hubiese comenzado por reprimirlo. El aliado tiene una verdad, pero ésta sólo puede revelarse totalmente si se lucha con él, haciéndolo tan útil como sea posible.

La última danza

Así pues, el aliado puede aparecer en visiones, experiencias corporales, el entorno o las relaciones. En las tradiciones nativas, los poderes del cuerpo pueden incluso resistir a la muerte. Siguiendo a varias tradiciones nativas norte americanas, después de una vida larga y plena, el guerrero permite que la energía del cuerpo, las memorias y experiencias almacenadas en los músculos esqueléticos se expresen por última vez mientras la muerte está ahí al lado como testigo. Esta «última danza», como la llama don Juan, recuerda las luchas e historias de la vida de un guerrero.

La última danza es la liberación del cuerpo-que-sueña para expresarse a sí mismo. He visto cómo los procesos finales de la vida ocurren en estados alterados de conciencia. Durante las últimas horas de vida, las personas trascienden la idea de la muerte y hacen cosas increíbles. Dejan de lado a la muerte mientras aparecen eventos más profundos e importantes.

Sogyal Rinpoche, en su *Libro Tibetano de la Vida y de la Muerte*, muestra que una parte central de la espiritualidad tibetana está enfocada en permanecer consciente durante los estados alterados que acompañan a las experiencias de muerte. Este libro me resulta especialmente interesante. Cuando alenté por primera vez a las personas a utilizar su conciencia y seguir sus impulsos corporales cerca de la muerte, muchos pensaban que las personas comatosas estaban más o menos muertas y no presentes. El pensamiento occidental ha hecho la muerte lo menos dolorosa posible, lo menos asombrosa posible. Los chamanes, sin embargo, siguen su respiración, su tos, incluso las palpitaciones de su cara o miembros; su cuerpo-que-sueña o última danza. Conté en el capítulo 7 el caso de un hombre que supuestamente estaba a punto de morir de leucemia. La última danza a la que asistí ahí alejó a la muerte tanto que el hombre volvió a la vida normal dieciocho meses más.

Pero la última danza no siempre ocurre espontáneamente. Sin conciencia, es posible que ni siquiera ocurra. En *Coma, Key to Awakening*, hablé de un hombre llamado Peter que se estaba ahogando de pulmonía durante las últimas horas de la vida. A Peter le habían dado una sobredosis de morfina para que pudiese morir sin dolor y rápido. Amy y yo trabajamos con él mientras se estaba ahogando, totalmente comatoso, cerca de la muerte. Le animamos a creer en sí mismo, a seguir con su tos, ya fuese o no debido a la pulmonía por lo que se estaba ahogando, y a hacer todos los sonidos que quisiese. Después de varias horas, hizo su última danza. Se sentó derecho espontáneamente y de repente en medio del coma nos miró con los ojos cruzados. Resumiendo, salió del estado comatoso y apareció una nueva conciencia. Habló e incluso cantó con nosotros durante horas. Mientras trabajábamos más con su tos, sus crepitantes sonidos se convirtieron en una canción enternecedora y extática.

Eran las primeras horas de la mañana. El personal médico estaba asombrado de la enérgica actividad de este hombre pero también preocupado porque estaba despertando a otros. Mediante sus ruidos, movimientos y canción, Peter expresó todo tipo de emociones; su amor por el universo y a sus amigos y otros. Su danza transformó y revertió temporalmente sus síntomas. Su garganta se aclaró, e incluso sus riñones comenzaron a trabajar de nuevo mientras la muerte esperaba que completase la última danza.

La muerte tenía que esperar a un lado y ser testigo de este ser humano increíble. Con su valiente mujer junto a él, su cuerpo real estaba muriendo, pero había escalado hasta su cuerpo-que-sueña y estaba viviendo y experimentando historias, sentimientos y mitos internos. Su cuerpo-que-sueña estaba más vivo de lo que había estado nunca y, justo antes de morir, nos dijo en un estado sobrio que había encontrado la clave de la vida.

La última danza es más maravillosa que cualquier cosa que se pueda decir de ella para aquellos que no la han experimentado. Pero el cuerpo-que-sueña tiene poderes e intenciones increíbles; quiere ser pleno y vivir como vive el universo. En mi experiencia, esta última danza no puede ocurrir sin ayuda, del mismo modo que la última danza india no podrá ocurrir más sin el entorno tribal chamánico adecuado.

Lucha con el dador de secretos

El cuerpo-que-sueña es un aliado que, si no es con un encuentro valiente, no siempre transmite su mensaje o poder. Los chamanes encuentran los secretos del aliado en búsquedas de visiones en lugares solitarios y abandonados en la naturaleza o en visiones del otro mundo. Esto quiere decir que puedes encontrar al aliado en la naturaleza, en lugares inaccesibles y remotos, o en procesos profundamente inconscientes y secundarios de tu vida.

También puedes acceder al aliado meditando, tomando drogas, comiendo demasiado, fumando o corriendo largas distancias. Don Juan le da drogas a Castaneda, como la yerba del diablo y el humito para ayudarle a acceder al mundo del aliado y tumbar al proceso primario, racional y testarudo de Castaneda.

Sin embargo todos estos métodos son peligrosos; si no encuentras al aliado en ellos se convierten en adicciones. En cierto modo, la adicción como beber alcohol o fumar es el intento del aliado de llegar a tu conciencia. Por ejemplo, si te emborrachas puedes acceder a experiencias límite, incluso acercarte al delirio o al coma, y así salir de tu cabeza para encontrar al aliado de tu cuerpo creando poesía. Pero el alcoholismo es peligroso. Es por eso que los chamanes siempre han sugerido el apoyo comunitario para los entrenamientos del guerrero y así evitar los peligros de las adicciones, que pueden causar tanta perturbación como la sanación.

El alcohol es un problema inmenso en muchos pueblos indígenas, y también para sus chamanes. Según mi experiencia con tales pueblos, el alcohol es un síntoma de intentar encontrar el mundo de los sueños en la realidad cosmopolita; es un síntoma de una pérdida de arraigo en la plenitud y en el soñar, y de la depresión y dolor de la opresión y el desapoderamiento. Las drogas son un modo de dejar de lado la historia personal y aventurarte a otros reinos para encontrar las piezas que faltan de la realidad. Pero sin cuidado, las drogas se convierten en un aliado destructivo.

Es importante luchar contra el aliado. Don Juan recomienda que, cuando te enfrentes al aliado reúnas todo tu coraje y agarres al aliado antes de que te aniquile, vayas a por él antes de que te cace. Debes continuar esta persecución hasta que conectes y comience la lucha. Entonces debes «luchar contra el espíritu hasta tumbarlo» y mantenerlo ahí hasta que te dé tu poder[22].

El combate con el aliado puede ocurrir en la conciencia común o en lo sueños. Una de las revisoras de este libro tuvo un sueño grandioso sobre el secreto del aliado. En este sueño, encontró y lucho contra un aliado. Describe el sueño de la siguiente manera: «Estaba de pie junto a un lago, y un pez extraño surgió del agua. Me asusté porque tenía una nariz muy larga. Era gordo y parecía un cerdo con rosas y amarillos fluorescentes, como si hubiese sido pintado. Le golpeé en la nariz, porque le tenía miedo y quería que se marchase. Se sumergió de nuevo, después volvió a salir y me habló. Dijo «¡Tu problema es que eres demasiado racional y necesitas ser más irracional!»

El sueño tiene características particulares que pertenecen a esta mujer, pero el golpe en la nariz era su lucha con el aliado. En el momento de este sueño estaba preocupada sobre sus responsabilidades mundanas. Cuando entró a jugar con el colorido pez-cerdo en su

---

22   Castaneda, *Una realidad aparte*.

imaginación, éste se quejaba y decía que no quería trabajar. El pez-cerdo quería que ella fuese un cerdo, causar desorden y relajarse.

EL cerdo dentro de esta mujer no habló hasta que ella luchó con él en su sueño. Es importante que lo primero que hiciera fuera resistirse a él o pegar al pez; no se limitó a aceptarlo o ser poseída por él. Eso podría haber supuesto que ella sería simplemente una cerda, comer demasiado, o volverse desordenada. Después de empujarlo de nuevo al agua, el aliado salió una segunda vez con su secreto, el verdadero mensaje: sé más irracional. El poder proveniente del pez era el ánimo a examinar lo desconocido en la vida.

Tezcatlipoca

La descripción de don Juan sobre la lucha con el aliado debe estar relacionada con las historias míticas ancestrales aztecas sobre un dios aterrador, el temido Tezcatlipoca. Según la leyenda azteca, los aztecas creían que Tezcatlipoca deambulaba por la noche bajo la forma de un gigante, envuelto en un velo color ceniza y llevaba su cabeza en la mano. Las personas miedosas que lo veían caían muertas. Pero el hombre valiente agarraba al gigante, diciéndole que no lo soltaría hasta el amanecer. El gigante maldecía y suplicaba ser liberado. Si el hombre lograba subyugar al monstruo hasta la primera luz del día, Tezcatlipoca cambiaba de tono y ofrecía riquezas y un poder invencible si el hombre lo liberaba. El hombre victorioso recibía cuatro espinas como garantía de compromiso del dios conquistado. Un hombre valiente arrancó el corazón de Tezcatlipoca y se lo llevó a casa; pero cuando desenrolló la tela en la que lo había guardado, no encontró nada más que plumas blancas, una espina, cenizas y un viejo harapo[23]. Al aliado arquetipo Tezcatlipoca se lo relaciona con el sol del verano, portador de la vida. Pero cerca del ecuador el sol también se convierte en asesino. Tezcatlipoca se nos aparece como un espíritu personal, pero el espíritu pertenece al universo, de la misma manera en que el sol pertenece tanto a la tierra como al cosmos.

---

23 Larousse, Mitología.

El aliado arquetípico y más poderoso es distinto de una figura protectora como Buda, Jesús o un pariente muerto; es un dios imposible de la oscuridad. En el mito azteca, es descrito como la experiencia más aterradora, la cosa que más te asusta y que está más lejos de tu habilidad de controlar.

Según la leyenda de Tezcatlipoca, debes luchar contra el aliado y perseguirlo antes de que te persiga a ti; es decir, debes encontrar su secreto pero no ser poseído por él. Si el aliado es el núcleo de un estado alterado de conciencia, un mensaje presagiado en enfermedades, movimientos irracionales e impulso, entonces, luchar contra el aliado significa tratar con él para encontrar su significado. Lucha con la sensación de ser poseído; extrae el mensaje de fantasías espantosas, recógelas del aire y llévalas a la tierra, no pierdas una información valiosa. Enfréntate a una adicción para obtener su mensaje. Lucha con el dolor físico hasta que te dé su mensaje. Pregunta a los dioses por qué han creado la vida tal y como es.

¿Cuál es el mensaje secreto de Tezcatlipoca? De acuerdo con el mito, unas plumas blancas, una espina, cenizas y un viejo harapo. Estos regalos simbolizan cualidades espirituales sin un valor mundano directo. La clave de la vida es un viejo harapo, una pluma, cenizas; no algo que debes hacer o lograr, sino un sentimiento sobre la vida. En el sueño del cerdo-pez con la larga nariz, el regalo es la sensación de que la vida es un lugar loco e irracional que debe ser vivido de esa manera.

El encuentro con el aliado es potencialmente letal. Si alguna vez te has asustado ante una enfermedad potencialmente peligrosa, sabes que se siente en un encuentro con el aliado. El resultado final es la muerte. O bien obtienes la información del aliado o temes por tu vida. Por otro lado, si te obsesionas con el aliado y te arrastra, puedes volverte adicto a la droga que desata su poder.

Sacrificio para el aliado

Los aztecas temían a Tezcatlipoca más que a cualquier otro dios y le ofrecían sacrificios humanos. Creían que tenía el poder de destruir el mundo si así lo deseaba. Cada año escogían al prisionero más bello para personificar a ese dios. Le enseñaban a cantar, tocar la flauta, llevar flores y fumar con elegancia. Era vestido lujosamente y le asignaban ocho pajes para asistirle. Durante todo un año, era colmado de honores y placer. Veinte días antes de la fecha marcada para su sacrificio, recibía a cuatro mujeres jóvenes como esposas, personificaciones de cuatro diosas. Entonces comenzaba una serie de festivales y bailes. Finalmente, cuando llegaba el día fatídico, el joven era conducido con gran pomposidad fuera de la aldea y sacrificado en la última terraza del templo. El sacerdote abría el pecho del prisionero con un corte de su cuchillo de obsidiana y le arrancaba el corazón palpitante, ofreciéndolo al sol.

¿Cuál es el significado de este terrible sacrificio del prisionero más bello unido a las cuatro diosas? (ignorando por un momento el repulsivo sexismo en éste y otros mitos). Esta historia debe estar intentado decir que debes servir a tu dios aliado y sacrificar tus atractivos terrenales y tu éxito. Puesto que Tezcatlipoca es el sol, primero debes honrar o entregarte conscientemente al impulso de arder, para poder vivir extáticamente. Esto sacrifica una parte de tu yo del día a día y te convierte en una especie de criminal, puesto que el éxtasis está reprimido en la mayoría de las sociedades. Una vez que estás al servicio del aliado, mueren partes viejas de ti y comienzan a vivir partes nuevas conectadas a la experiencia transpersonal.

Si has sido agraciado con un aliado y no recorres este proceso conscientemente, el aliado puede matarte. Piensa en el compositor musical Wolfgang Amadeus Mozart, por ejemplo. Este gran hombre sirvió a su genial aliado musical. Escribió música pero fue poseído por el alcohol, que finalmente lo mató, teniendo poco más de treinta años. Aunque nadie puede juzgar a otro ser humano, a menudo me pregunto qué le hubiera pasado a Mozart si, tal y como sugiere el mito azteca, hubiese vivido más con el aliado y hubiera aniquilado la parte mundana atractiva de sí mismo. En lugar de eso, intentó vivir una vida de clase media, burguesa (aunque su alcoholismo hizo que esto fuese casi imposible). Decir no al alcohol y sí a la manifestación divina podría haber querido decir sí a la creatividad y no a su estilo de vida convencional.

Sin embargo, es más fácil hablar de esta batalla que vivirla uno mismo. Si en algún momento te has sentido inspirado, conoces algunas de las buenas sensaciones de ser conducido por un aliado poderoso. También sabes el peaje que ese aliado se cobra sobre la vida cotidiana y las amistades.

En esas pesadillas de la infancia en las que casi no puedes escapar de las garras del monstruo, se presagian encuentros con los aliados. A menudo, estas tempranas figuras de sueño te atrapan, prediciendo las crisis que ocurrirán de forma periódica más adelante en tu vida. En muchos momentos durante la vida, esos monstruos parecen amenazar tu habilidad de adaptarte y provocan comportamientos que parecen inaceptables. En las crisis de tus años de colegio, cuando tu aliado te hacía comportar de un modo más complicado del que deseaban tus padres o el sistema escolar. Después llegas a los veinte, cuando forcejeas en la elección de una profesión: el aliado te convence de cambiar de profesión o de que escojas una irrealizable. El aliado está ahí de nuevo en las crisis de la mediana edad, amenazando con poner patas arriba toda tu vida, creando problemas en las relaciones y lanzando tu vida a una aparente confusión. Finalmente, en la vejez, el demonio aparece de nuevo volviéndote irritable e imposible, reduciendo tu tolerancia por las ambiciones mundanas, y entrometiéndote en los asuntos de amigos y familiares.

Una y otra vez, el aliado aparece en tus estados de ánimo y causa problemas en tus relaciones. Como tus dificultades provienen de otras dimensiones, tú no sientes que seas la causa de tus problemas. Pero los demás sí lo creen. Y al mismo momento tú notas que la dificultad son ellos.

La tarea humana más antigua es recuperar todo lo que te hace completo, encontrar tu alma, descubrir tu demonio. Esto significa percibir dónde está el diablo y procesar sus misteriosas energías. ¿Recuerdas a la mujer con esclerosis múltiple que mencioné en el capítulo 7? Si piensas en el problema corporal como un aliado, el mensaje para esta mujer era volverse impredecible, expresar todos sus sentimientos. Como era valiente, pudo hacerlo. Buscar el secreto del aliado y encontrar la clave de la existencia antes de ser conducido a la locura o a la enfermedad requiere mucho coraje.

El aliado, el fantasma que te atormenta, es más que tu demonio personal. Como Tezcatlipoca, el aliado es una estrella cósmica, una deidad universal, algo en la atmósfera de todas partes. Está en tu familia, tu grupo, tu nación. El aliado es un espíritu colectivo rechazado. Es el proscrito, la sombra de toda tu comunidad, el aspecto de la cultura que tu sistema actual no tolera.

Por tanto, el demonio es el trastorno de todos, a la vez que es nuestro potencial para una futura renovación. Desempeña un rol importante en el mundo, un rol típicamente ausente en la cultura; es tu yo loco, tu yo pervertido, tu yo extático, el rebelde, el sufridor y el sabio. Desde la primera infancia, has estado tratando no sólo con tu demonio personal, sino con la psicología más inaceptable del mundo. La batalla con tu aliado personal es simultáneamente trabajo global.

Los dioses y los espíritus no son tuyos sino de todos. Sufres por fantasías y problemas corporales que no te mortifican únicamente a ti, sino que se encuentran en los sueños de todo el mundo más o menos en el mismo momento. Tu sufrimiento es el conflicto mítico entre el espíritu de los tiempos en los que vives y el demonio desconocido de la renovación. Es por eso que si eres un guerrero con éxito, tu batalla no sólo convertirá al demonio en un consejero útil sino que aliviará la atmósfera a tu alrededor. Al forjar tu propia naturaleza básica de forma distinta, cambias el mundo, un chamán que lucha con los demonios para proteger a su comunidad.

Con cada batalla, te acercas más a algo eterno, y abandonar la historia personal se vuelve más fácil. El aliado no exige únicamente un cambio temporal, sino una total reevaluación de tu identidad personal y tu manera de ver el mundo. Tus dioses y diosas exigen que aceptes tu naturaleza mítica y emprendas hazañas que piensas que deberían ser dejadas a los dioses.

¿Recuerdas a Peter, el moribundo que mencioné anteriormente en este capítulo? Cuando salía de su coma, gritó, una y otra vez, «¡He encontrado la clave de la vida!» Amy y yo nunca entendimos del todo cuál era la clave, pero el último sueño que tuvo antes de morir nos dio una pista. En ese sueño, él estaba perdido, pero encontró el camino siguiendo las huellas gigantescas una figura mítica en la nieve. Estaba siguiendo las huellas de su aliado a través de lo desconocido, a través del umbral de la vida física. El aliado, apareciendo en los giros de su propio increíble cuerpo moribundo, le estaba mostrando el camino a la eternidad.

Ejercicios

1. Cuando te sientas preparado para trabajar con tu aliado, considera los eventos de tu vida que han sido más difíciles, aterradores, desconcertantes o bloqueadores.
2. Escoge uno de tales accidentes, síntomas, problemas de relación o pesadillas.
3. Estudia la amenaza. Siente su naturaleza. Enfócate en ella ¿Qué se siente al ser su víctima?
4. Ahora prepárate para un cambio. Experimenta con abandonar tu vieja identidad de víctima por un momento y salir fuera del problema. Cuando estés preparado, experimenta con convertirte en el creador del problema. Si fue un accidente, siente o imagina una fuerza o aliado poderoso que podría haberlo creado. Si es un síntoma, siente o imagina la naturaleza del espíritu que creó el problema, cuyo poder has estado sintiendo, después imagínate siendo ese espíritu. Siente al creador de síntomas y haz un dibujo de él. Intenta trazar una cara humana. Si el problema es una dificultad de relaciones, imagina o siente el ser que podría hacer de esta relación algo tan difícil. Pinta o dibuja a este espíritu; interprétalo o pídele a un amigo que lo haga por ti.
5. Cuando estés preparado enfréntate al espíritu. Obtén su mensaje. Lucha con el aliado haciéndole preguntas mientras lo interpretas. Siente su mensaje, y descubre a que aspecto de ti mismo (si es que hay alguno) se opone a ese mensaje. ¿Puedes cambiar en alguna pequeña medida? ¿Puedes sacrificar o transformar tu vida personal para incorporar el poder de este demonio para que sea tu aliado? ¿Cómo podría el aliado llegar a enriquecer la cultura en la que estás viviendo ahora?

6. Siente la energía del aliado e imagínate cómo utilizarla de un modo útil en una tarea cotidiana ahora mismo.

7. Dedica un tiempo para prepararte a cantar y a bailar. Después, haz que el aliado baile y cante. Muévete con su energía, logrando que emita sonidos que se correspondan a tus movimientos. Haz que cante una canción con palabras. No te olvides de anotar esta canción. Si has llegado tan lejos, has luchado con el aliado hasta derribarlo y has encontrado su secreto.

9

El doble

Tu identidad sufre cambios graduales al trabajar sobre ti mismo pacientemente, durante años. Llegas a conocer tus estados de ánimo; tus problemas se transmutan y adoptan una forma más humana en lugar de su primer aspecto apocalíptico. Durante este tiempo, te vuelves más creativo y vives más cerca de tu energía corporal y sueños. Casi parece que tu aliado ha desaparecido, o al menos se muestra en tus sueños en formas menos dramáticas. A veces incluso se parece a ti.

Que te transformes en el aliado y el aliado en ti es el resultado de una congruencia y plenitud creciente, ya anunciada en el mito azteca de Tezcatlipoca. El nombre Tezcatlipoca significa «espejo humeante». El aspecto de espejo del aliado refleja el rostro de quién lucha contra él. Por tanto, el aliado es el predecesor del doble; la imagen de tu yo eterno, pleno, el cuerpo-que-sueña con tu rostro.

Ahora puedes ver por qué cazar y el estado de guerrero desempeñan papeles tan importantes en las obras de muchos autores modernos sobre el chamanismo. Pero la centralidad actual del guerrero no es resultado de la historia, pues los chamanes y las culturas indígenas no se enfocaron tan intensamente en este aspecto de la vida espiritual. ¡El término «guerrero» ni siquiera aparece en el índice de *El chamanismo*, la obra fundamental de Eliade!

El énfasis actual en el estado del guerrero está más ligado al periodo en el que estás viviendo que a la antigüedad. Al acercarte a un nuevo siglo, te ves confrontado con una diversidad mayor que aquella con la que tus parientes tribales tuvieron que lidiar. Ya no vives en tribus étnicas homogéneas. Tu cultura actual es más diversa de lo que nunca se podría haber imaginado. Te encuentras con la perspectiva de una aldea global sin haber aprendido a convivir con las demás personas. Parecemos incapaces de evitar el racismo, la pobreza, la homofobia, el maltratar al medio ambiente, el crimen y muchos otros temas. Nadie puede reprimir los temas entorno a la diversidad. De ahí tu fascinación inconsciente con la guerra y con el estado de guerrero.

Pero la dimensión externa de tu difícil situación también es interna. El racismo, por ejemplo, sólo puede aparecer en un individuo que se ha separado dentro de sí mismo del color o naturaleza de otra gente. La gente blanca de ascendencia europea necesita ratificar la naturaleza de todos aquellos a los que colonizaron. Los pueblos de las Américas son parciales si no reconocen el espíritu nativo americano dentro de ellos; los australianos son como árboles desarraigados sin conexión con la vida aborigen. Eres inconscientemente racista si sólo aceptas un lado de ti mismo. Puedes intentar mantener fuera a alguna gente de tu concepto del mundo, pero no lograrás hacer esto con tu propia alma. Piénsalo por un momento: los australianos sólo reconocieron recientemente el derecho a voto de la gente aborigen. Mucha gente llamada moderna todavía piensa que el chamanismo y los grupos indígenas son salvajes. Estos prejuicios crean divisiones, tensiones y un extremado interés por la guerra y el estado de guerrero.

Al volverte más sabio, te vas preocupando más por las personas a las que has reprimido. Seguramente aparecerán nuevos conflictos dentro de ti, son consecuencia de partes de la vida que has reprimido. Necesitas y necesitaste el estado de guerrero, pero una vez que has conocido a tu aliado y te has aunado, parece que el estado de guerrero sólo fue una fase de la vida para ti. Quizás te liberaste y recogiste partes de ti mismo que no estabas preparado para admitir antes, sin haber sentido nunca esta fase.

Desde las ventajas que nos brinda el momento presente, la batalla con tu aliado ha sido una batalla contigo mismo y con una parte de tu cultura que ha sido reprimida. Ahora, al disminuir tu fascinación por la guerra, te preguntas por qué el resto de las personas parecen estar tan poseídas por temas de poder.

Al convertirse tu trabajo interno, disciplina, coraje y determinación en un trabajo nuevo, te encuentras a ti mismo menos en guerra y más en armonía con el mundo interno que reflejas. De hecho, antes de saberlo, comienzas a desarrollar un doble, al comenzar a corresponderse tu apariencia externa con la interna.

La literatura moderna sobre la conciencia no ha prestado suficiente atención al estudio del doble, y es por tanto un placer comenzar aquí con la naturaleza empírica del doble y las historias del gurú chamán don Genaro.

El doble y las dobles señales

¿Te has preguntado alguna vez por qué no es raro que sueñes con un animal o una situación extraña después de haber recibido un disgusto por algún conflicto en el trabajo o con un amigo? La explicación de un chamán de este proceso de sueño sería que nadie es él mismo. Todos somos animales o seres de aspecto extraño.

Del mismo modo, cuando don Juan ayuda a Castaneda a invocar imágenes de sus amigos mediante el uso de la fantasía, todos los amigos de Castaneda aparecen como símbolos, tales como setas, tigres u otros animales. Don Juan dice que estas figuras representan los aliados de tus amigos.

En otras palabras, las fantasías y los sueños que representan a tus amigos son imágenes de su naturaleza esencial no integrada. Vas a las dimensiones del mundo de los sueños para ver realmente lo que estaba faltando, u ocurriendo en la realidad. Simplemente no lo sabías. Por tanto, tu soñar ve el inconsciente de tus amigos, sus procesos secundarios, en los símbolos o figuras de sueño que gobiernan sus acciones.

En cierto modo, siempre estás soñando los poderes ocultos detrás de la vida cotidiana, detrás de la superficie de la realidad. Los sueños muestran aspectos negados del mundo. En la realidad cotidiana no te enfocas en estos aspectos (seres rechazados y aspectos ocultos, no representados del entorno).

Sin embargo, puede que tengas un amigo o amiga que es su verdadero ser en la vida cotidiana. Se comporta realmente del modo que ella es y por tanto aparece como ella misma en tus sueños.

Castaneda, por ejemplo, se impresiona al descubrir que uno de sus mentores chamanes no aparece como un símbolo en sus fantasías. Genaro se le aparece a Castaneda como Genaro mismo. Castaneda está tan sorprendido que don Juan intenta calmarlo explicando: Genaro es ahora su «gemelo». No se puede decidir si es real o no, no obstante, el doble de Genaro, según don Juan, es tan real como el hombre mismo. De hecho, el doble de Genaro *es* el ser, y está explicación debería ser suficiente[24].

Esta explicación bastaría si fueses un taoísta practicante e iluminado. Pero tú probablemente te identificas con el tiempo, el espacio, el cuerpo físico y las actividades de la cultura occidental. Cuando el chamán explica que Genaro no es ni real ni irreal, ni un sueño ni la realidad, ni muerto ni vivo, quiere decir que el brujo se identifica a sí mismo tanto con el espíritu que lo mueve como con el mundo. Ya no hay una diferencia entre ambos. Es a la vez real, irreal y ninguna de las dos.

Si alguien es su ser total, lo ves como sí mismo en tus fantasías y visiones. Es por eso que Genaro en el mundo de los sueños tiene el mismo aspecto que tendría en la calle: es alguien completo. ¿Cómo consigue Genaro ser así? Podría simplemente ser congruente. O puede haber estado en terapia durante años. U otros chamanes pueden haber viajado a reinos olvidados para encontrar las partes fragmentadas de su alma. Quizá simplemente heredó el espíritu chamánico y ya no actúa de una manera sintiendo otra.

En términos de trabajo de procesos, normalmente te identificas con los procesos primarios y desechas los secundarios. Desarrollas límites contra tus experiencias secundarias. Si te hicieron daño de niño, partes de tu naturaleza infantil están fragmentadas y sólo aparecen en sueños. Si estabas asustado de ser guapo o bonita cuando eras adolescente, o si nadie quería bailar contigo, el adolescente puede haber abandonado tu mente consciente y haberse marchado a otro mundo. Si las personas que te criaron tenían miedo de sus propios instintos, puedes haber dejado de lado toda tu naturaleza animal.

---

24   Castaneda, *Relatos de poder*.

En cualquier caso acabas fragmentado en partes. Estas partes son el mundo subterráneo o los reinos celestes, como han descubierto los chamanes. Hoy también sabemos que son partes presentes pero rechazadas en este momento. El comportamiento con el que no te identificas parece en tus señales corporales, aunque no seas consciente de ellas o las otras personas no consigan comprender tus dobles señales.

Por ejemplo, si tu infancia fue difícil, reprimirás tus instintos infantiles y gimotearás y te quejarás en lugar de jugar. Si reprimes estas señales, tus amigos se confunden y sueñan estas señales como figuras infantiles con las que tú no sientes conexión. Por tanto, puedes aparecer en los sueños de otros como un bebé, una hada, un monstruo, un hombre de negocios, o un gurú, en función qué hayas rechazado en un momento dado.

Tus sueños y tus señales corporales te dan la oportunidad de encontrarte de nuevo a ti mismo. Los sueños muestran partes del mundo que puedes aprender a reconocer dentro de ti y también dentro de tus amigos. Considera la posibilidad de que tus experiencias, fantasías, sueños y sensaciones corporales, todos aspectos de tu cuerpo-que-sueña, son específicas de un ambiente concreto en un momento del tiempo determinado. De esta manera, conciencia no sólo significa trabajo interno personal sino también trabajo externo. Conciencia significa despertar a la naturaleza del mundo que te rodea.

Recuerdo un ejemplo de cómo funciona esto. Amy y yo decidimos experimentar con ser nuestros seres completos con una amiga mutua, Rachel. Cada uno asumió la tarea de reconocer sus propias dobles señales y después vivirlas, vivir nuestro cuerpo-que-sueña.

Al empezar, Rachel se encontró a si misma flirteando. Utilizó su segunda atención sobre sí misma y se enfocó en las señales que le parecían de flirteo. Experimentó, flirteó y coqueteó conmigo. Mientras, Amy, que estaba estudiando sus propias dobles señales, vio que sus hombros se movían. Ella también utilizó su segunda atención, retuvo estos movimientos en su conciencia, y comenzó a permitir que se desenvolviesen. Acompañó sus brazos, que estaban intentando aletear y de repente se convirtió en un pájaro salvaje.

Amy chilló a Rachel por flirtear, y eso nos provocó una risa descontrolada a los tres. Éramos personas, pero podríamos haber sido perfectamente tres pájaros trabajando un conflicto relacional.

Nos recuperamos de la risa y yo intenté descubrir qué me estaba ocurriendo a mí. Noté que intentaba aparentar que nada me molestaba. Después me encontré a mí mismo distanciándome y me di cuenta de que las dos mujeres me habían asustado. Entrando en mi doble, me escapé de ambas, gritando para mantenerme lejos de sus poderes. De nuevo, todos rompimos a reír.

Cuando me pregunté de qué estaba huyendo me di cuenta de que no era sólo de su poder sino también de mi propia necesidad. No sentía que mereciera su atención y no me atrevía a pedirla. Me armé de valor y pedí ayuda. Tenía mis problemas y les pedí que me ayudasen con ellos. Las dos mujeres hicieron lo mismo un tiempo después. Al entrar en nuestras dobles señales éramos congruentes durante ese momento. Estábamos viviendo nuestros dobles.

Campos y proyecciones

Puedes preguntarte si sólo estás soñando o proyectas tus propias imágenes internas sobre tus amigos cuando sueñas con ellos. La respuesta es que sí, proyectas cada vez algo dentro de ti encuentra un objeto externo del que colgarse. Pero, mientras que una proyección es una idea proveniente principalmente de la psicología individual, el doble es un concepto del campo. Si en el campo alrededor tuyo hay cierta imagen la encuentras en tus sueños, al igual que otra gente puede soñar o experimentarla también. Los conceptos del campo son experiencias compartidas, por decirlo de alguna manera. Son productos de tu psicología personal y de la psicología de todas las personas de tu alrededor, pero son más que eso. Pertenecen a todo el campo.

Tu doble puede localizarse en cierto espacio y tiempo, pero desde fuera puede parecer parapsicológico. Los demás pueden verte en cualquier lugar de la tierra. Si los chamanes supieran física, quizá dirían que tú eres tú mismo y también eres una parte de un campo cuántico universal.

La manera más sencilla de desarrollar un doble es mediante tu soñar. En tu mundo de los sueños puedes juntar las distintas partes de ti. En términos de procesos, llegas al doble siendo consciente de los procesos secundarios, notando las experiencias de sueños mientras estás despierto y sintiendo y viviendo la energía de los impulsos y figuras hasta que se convierten en ti. No esperes hasta la noche para soñar; sueña ahora, sueña constantemente. Esto es un cuestión de conciencia en el sentir, moverse, mirar, escuchar y relacionarte.

Nota como estás intentando actuar; después nota si está ocurriendo alguna otra cosa y si lo está, adéntrate en ella. El gran problema es salir de tu vieja identidad y entrar en el proceso de soñar; parar el mundo, por así decirlo. Desarrolla conciencia de tus sentimientos, permite que las sensaciones corporales dirijan tu comportamiento. Esto es desarrollar el doble a través del soñar.

Cuánto menos conectado estás contigo mismo, más haces maestras y gurús a las personas que están conectadas consigo mismas. Las describes como sabias, aterradoras, amorosas y poderosas. Cuando experimentas esos poderes corporales en ti mismo, los consideras viajes inusuales. Pero mientras vives con tu cuerpo-que-sueña, no te sientes increíble, aterrador o poderoso. Te sientes simplemente bien, presente y en casa.

El doble se vuelve real para ti cuando vives tus procesos secundarios y superas dudas y vacilaciones. Toma responsabilidad y vive lo que percibes y experimentas independientemente de lo que los demás puedan pensar.

Salir del tiempo

Puede que parezca que sales del tiempo e incluso que aparezcas en dos lugares al mismo tiempo. Don Juan le explica a Castaneda que un guerrero que es fluido no se enfoca en el tiempo común, puesto que no se experimenta a sí mismo como un objeto. El guerrero sólo nota después que ha estado en dos lugares al mismo tiempo. Esto ha sido sólo «contabilidad»; no le ha influenciado mientras actuaba fluidamente.

Don Juan dice que, para un guerrero como Genaro, sólo hay un proceso. Sólo el que está afuera piensa que el guerrero está en medio de dos episodios distintos. El guerrero sólo nota después que ha tenido dos experiencias separadas, «porque el pegamento de la descripción del tiempo ya no se aplica».

Esta es una comprensión altamente diferenciada de la percepción y suena más a psicología moderna que a chamanismo ancestral. O quizá estamos comenzando ahora a integrar mundos. En cualquier caso, un evento parapsicológico puede ser visto desde dos puntos de vista. Los eventos mágicos puede ser experimentados de al menos dos formas: por el observador externo y por el chamán que vive dentro de ellos.

Si estás fuera (si eres externo), vives en el tiempo y espacio común, en un determinado contexto social y comunitario. Te comportas como las demás personas. Tu intención e identidad pertenecen a ese tiempo y lugar. Cuando observas los procesos secundarios parecen simbólicos, extraños y erráticos, puesto que no fluyes. Ves tus propios actos como eventos fuera de las reglas del comportamiento normal; rompen códigos sociales e incluso las leyes del tiempo y del espacio. Como externo piensas que o bien eres un guerrero, que tiene un cuerpo físico localizado en un lugar concreto en un momento determinado o bien eres una proyección o un producto de la imaginación.

Al actuar como si sólo vieses cuerpos «reales», piensas que debes ser un espíritu que puede salir del cuerpo y estar en dos lugares al mismo tiempo. Es por eso que Castaneda piensa que ve a Genaro en un sitio cuando Genaro está en otro. Asume que Genaro debe haber desarrollado un doble. Si Castaneda estuviese con Genaro, dentro de la experiencia; si pudiese participar y entrar en el río de los sueños, se daría cuenta de que Genaro es simplemente real dondequiera que sea experimentado.

Si estás en tu cuerpo-que-sueña todo es real, y sientes la vida como debe sentirse. Sin embargo, si estás en un estado de conciencia normal, identificado con tu proceso primario y los quehaceres del mundo cotidiano, entonces te quedas estupefacto y asombrado cuando algunos de tus sueños parecen reales, y los llamas sincronicidades o dobles. Y piensas que quienes son congruentes también son magos.

En una historia de *Relatos de Poder*, don Juan y Castaneda intentan escapar de un amigo de Castaneda que quiere conocer a don Juan. Frente a un edificio moderno de oficinas, don Juan le da a Castaneda un empujón en la espalda y le manda tambaleando a través de la oficina, a través del espacio y el tiempo. El empujón desorienta tanto a Castaneda que viaja hacia atrás en el tiempo a un mercado del sábado pasado y recorre escenas que habían ocurrido entonces. Asiste a acontecimientos que habían tenido lugar una semana antes en un lugar en el que nunca había estado.

Aunque improbable, viajar hacia atrás en el tiempo es posible, según las leyes de la física. La antimateria es igual que la materia común, pero tiene poca duración. Richard Feynman, un físico laureado con el premio Nobel, desarrolló una teoría de la antimateria que me recuerda al doble de don Juan. Feynman tenía dos relatos sobre lo que le ocurría a un electrón en un campo: el relato del que estaba adentro y el relato del que estaba afuera.

La teoría de Feynman del que está afuera dice que cuando un electrón entra en un campo magnético, se crean temporalmente nuevas partes de materia. Aparece un electrón nuevo y un positrón, su doble antimateria. A continuación, las tres partículas (el electrón viejo, junto con la dupla electrón-positrón), viajan hacia adelante en el tiempo hasta que el positrón, o doble, en algún momento aniquila al viejo electrón original dentro del campo. Mientras, el electrón nuevo continúa fuera del campo magnético. Nadie nota, por supuesto, que este electrón es distinto al original. Estas creaciones y aniquilaciones son algo como la historia de ser asesinado por tu doble y después ser reencarnado.

Feynnam utiliza un segundo relato para explicar también lo que le ocurrió al electrón original, una historia sin creaciones nuevas o aniquilaciones. Utiliza un punto del de adentro. Dice que el primer electrón era fluido. En lugar de ser aniquilado por su aliado, se convertiría en un guerrero fluido, percibiría que vienen problemas y cambiaría. Podría convertirse en su propio doble y viajar hacia atrás en el tiempo. Desde esta perspectiva no necesitas conceptos como materia y antimateria, pero debes considerar que un electrón en un campo magnético puede ir hacia atrás en el tiempo y después hacia adelante de nuevo. El electrón se vuelve temporalmente paranormal, es decir, libre del tiempo y el espacio.

Por tanto, los actos como sentirte yendo hacia atrás en el tiempo son equivalentes a vivir como antimateria en el mundo de la mecánica cuántica. O chocas con tu aliado o sales del tiempo y te vuelves inmortal. En la vida común, puede que aparezcas ante los demás como si fueses un evento misterioso parapsicológico. Si tienes un doble y eres un guerrero siguiendo su cuerpo-que-sueña, estas historias son normales.

Vivir el cuerpo-que-sueña es simple: lo haces espontáneamente si tienes el valor de seguir lo que sientes e improvisar con la vida. Pero para el observador común que no siente el cuerpo-que-sueña y está afuera, cualquier cosa que no se corresponda con la realidad consensuada es asombrosa, un acto incomprensible de brujo.

La oportunidad de experimentar con el doble y salir del tiempo y espacio, fuera de tus procesos primarios, se presenta en cualquier momento que empiezas a sentirte extraño o en cualquier situación emocionante. Las situaciones cargadas, tensas o complejas te separan en partes.

Considera, por ejemplo, caminar de noche por una senda en un bosque oscuro o hablar frente a un grupo grande de personas. Estas actividades te separan en partes. Una parte se identifica con tu yo tímido o asustado y otra está conectada con fuerzas imaginarias, maléficas, malvadas o con personas críticas en el grupo. Naturalmente, te desidentificas y rechazas tu lado maléfico y poderoso. Un chamán, sin embargo, aplica su segunda atención a esta fuerza para conocerla mejor.

En cualquier caso, de repente te encuentras siendo dos cosas a la vez: la víctima y la figura crítica. Mientras tu yo cotidiano queda escindido, rechazando las fuerzas malvadas, los sueños y las dobles señales sobre ellos, tu yo consciente es las dos partes, primero una y luego la otra. Como chamán dejas que el mundo te provoque o te guíe. Eres tu yo normal, disfrutando el paseo al atardecer hasta que aparece el miedo. Entonces notas este miedo, ejerces tu segunda atención, percibes al monstruo y te comportas de un modo impredecible. Quizá te conviertas en el monstruo poderoso y comiences a gruñir en vez de separar al monstruo. O puede que comiences a correr para salvar tu vida, dejando que tu cuerpo te lleve a donde quiera ir. Un observador externo notaría que estás rompiendo las reglas del comportamiento normal y pensaría que eres muy cómico, loco o parapsicológico.

Una vez escuché una historia sobre un encuentro de la Asociación Americana de Psicología Humanista. Abe Maslow estaba dirigiendo el encuentro. De repente Fritz Perls se arrastró debajo de la mesa en la que estaba sentando Maslow. «¡Papá, sé bueno conmigo, por favor sé bueno!», sollozó Perls desde el suelo, mientras agarraba la pernera del pantalón de Maslow. Perls estaba viviendo su doble, siguiendo la voluntad de su cuerpo-que-sueña. Su rol de niño pequeño debía ser una parte de la atmósfera del grupo que no estaba representada.

Los grupos grandes crean campos complejos. Este puede ser el motivo por el que tiendes a evitar grupos grandes, porque salen en escena aspectos de ti mismo que quieres evitar.

Los moribundos parecen entrar automáticamente en su cuerpo-que-sueña y viajar a través del tiempo y del espacio. Fui capaz de corroborar esto con un cliente suizo que me dijo varios días antes de morir, mientras estábamos sentados juntos en Zúrich en los setenta, que estaba en Hamburgo ante un semáforo de cierta de cierta calle donde había un atasco. Llamé a un amigo que conocía en Hamburgo y descubrí que realmente había un atasco en esa calle, que normalmente es tranquila, en ese preciso momento. Estaba en dos lugares al mismo momento. Desde su punto de vista estaba viviendo su cuerpo-que-sueña. En un momento estaba conmigo, y en otro estaba en Hamburgo.

Los procesos secundarios, como los sueños, pueden estar conectados a todo el mundo. Tu vida personal no es únicamente personal. Desde el punto de vista del que está afuera, sufres por sueños, problemas corporales, neurosis y problemas en las relaciones y en el mundo. Pero desde el punto de vista de quién está adentro estás en todos los lugares a la vez y tienes la oportunidad de salir del espacio y del tiempo y estar en cualquier lugar, en cualquier momento.

Probablemente, tu manera cotidiana de vivir es un camino sin mucho corazón. Te arrastra sin compasión como un pedazo de materia inerte. Te empujas inconscientemente, actuando como si determinases tu propio destino. La senda del corazón, sin embargo, está iluminada por la perspectiva del guerrero. Cuando aparece algo nuevo el guerrero lo intensifica, está atento y sale del camino prescrito para evitar el tiempo y quizá también la muerte.

Soñando el ser completo

Don Juan llama al acto de desarrollar un doble parar el mundo, salir de la identidad que tienes. Dice que tu yo común sueña a tu doble. Sin embargo, una vez que has aprendido a soñar a tu doble, las cosas se invierten y te das cuenta de que, de hecho, el doble sueña al ser. Tú eres un sueño, porque el doble te está soñando, del mismo modo en que normalmente piensas que tú lo has soñado a él[25].

Normalmente te identificas con tu yo cotidiano, tu proceso primario, porque tu historia e identidad personales son importantes para ti. Pero cuanto más consciente te vuelves de los procesos secundarios, más fácilmente paras tu identidad ordinaria. En el momento que haces esto, tu cuerpo-que-sueña se convierte en la realidad fundamental, el cual parece soñar tu mundo cotidiano con el objetivo de poder realizarse.

Sabes que tu cuerpo-que-sueña, o tu doble, crea lo que experimentas como vida cotidiana, porque sueñas problemas cuando te aburres. No tienes otra forma de anunciar quién eres si no es creándote problemas y limitándote con la vida común.

En su autobiografía Jung habla de un encuentro que tuvo con su doble justo antes de morir.

> *Ya había soñado una vez antes con el problema del ser (es decir, el doble) y del ego. En ese sueño estaba en una excursión. Estaba caminando por una carretera pequeña en un paisaje montañoso; el sol brillaba y*

---

25   Castaneda, *Relatos de poder.*

tenía vista abierta en todas las direcciones. Entonces llegué a una pequeña capilla al borde del camino. La puerta estaba entreabierta y entré. Para mi sorpresa no había ninguna imagen de la Virgen en el altar, ni tampoco ningún crucifijo, sólo un arreglo floral magnífico. Pero entonces vi que en el suelo frente al altar, había un yogui sentado de cara a mí en la postura de loto, en una meditación profunda. Cuando lo miré más de cerca vi que tenía mi cara. Me asusté profundamente y desperté con el pensamiento: «Ajá, así que es él quién me está meditando. Él tiene un sueño, y soy yo». Sabía que cuando él despertase, yo ya no sería.»[26]

Jung explica que su sueño representa «su inconsciente como generador de la personalidad empírica». Dice que su sueño mostró una inversión de la realidad. En lugar de ver su vida desde el punto de vista de la identidad normal, el ego, este sueño muestra que el ego es el sueño del inconsciente. Dice, «Nuestra existencia inconsciente es la verdadera y nuestro mundo consciente un tipo de ilusión, una realidad aparente construida para un propósito específico, como un sueño que parece una realidad mientras estamos en ella... La plenitud inconsciente por tanto me parece el verdadero spiritus rector de todos los eventos biológicos y psíquicos[27]».

El spiritus rector, el espíritu guía de la vida, es lo que eres cuando te identificas y entras en un proceso secundario. Entonces eres el doble, el creador de sueños, vida corporal y eventos mundanos incontrolables. El spiritus rector de Jung, tu cuerpo-que-sueña, y el doble del chamán crearon el sueño del mundo en el que todos vivimos[28].

Ejercicios

1. Cierra los ojos e imagina que estás soñando a tus amigos, uno tras otro. ¿Quiénes son estos amigos? ¿Cuáles son ellos mismos? ¿Cuáles son animales, árboles, niños o dragones?

---

26   Castaneda, *Relatos de poder.*
27   Jung, *Recuerdos, Sueños, Pensamientos.*
28   Ibid.

Recomienda a tus amigos que experimenten con actuar como los animales u otras imágenes en tus sueños y fantasías. Después del experimento, pregúntales en qué medida tus imágenes son aspectos de ellos mismos que no se han tomado en serio. Explora con ellos como tu imaginación de ellos es un estado alterado de conciencia compartido que tú también tienes dentro de ti.

2. Desarrolla tu doble. Pídele a un amigo que se siente contigo y cierre sus ojos y sueñe o imagine quién eres tú realmente. Ahora, como experimento, intenta convertirte en la persona de la imaginación de tu amigo. Discute después en qué medida su visión se acerca a la realidad. ¿En qué grado su visión es lo que es necesario en la relación entre vosotros?

3. Desarrolla tu doble en público. ¿Qué tipo de situaciones o campos externos te molestan o te causan malestar emocional? Recrea la escena exterior en tu imaginación o con algunos amigos. Ahora nota cómo te estás intentando comportar y nota también que sentimientos estás rechazando. En vez de dejar que esos sentimientos te hagan incongruente, permite que los sentimientos rechazados te muevan a hablar, bailar o cantar. Entra en tu cuerpo-que-sueña y conviértete en un rol del campo. ¿Es este rol necesario en algún sentido para todo el mundo? ¿Es un espíritu que falta? Elabora esto y practícalo la siguiente vez que estés en público.

10

El del camino del corazón

El cuerpo-que-sueña comienza a manifestarse en la vida cotidiana entrenando la conciencia, captando movimientos inusuales y sintiéndote extraño. Con el tiempo, estas habilidades de la conciencia trabajan casi automáticamente. Te sientes más lúcido y despierto incluso cuando estás ocupado en las actividades más mundanas, como dormir, comprar, hablar con amigos, trabajar...

Pero entonces ocurre algo inesperado. Al volverte más lúcido, puede que olvides el esfuerzo que te costó aprender esas habilidades de conciencia. Ahora tienes momentos en los que estás simplemente despierto. Algo empaña tu recuerdo de cómo llegaste al lugar actual de conciencia. Este desarrollo es típico de muchas tradiciones psicológicas y espirituales.

El Zen explica resumidamente este desarrollo: Antes del Zen una montaña es una montaña; durante el Zen una montaña ya no es una montaña y después del Zen una montaña es de nuevo una montaña. En otras palabras, antes de comenzar tu entrenamiento de la conciencia, la vida es normal, puede estar llena de problemas o ser fácil. De repente, eres consciente de figuras y fantasmas de sueño, de partes inconscientes y conscientes, de procesos secundarios y primarios. Todo contiene mensajes y significados ocultos. El mundo está lleno de partes, complejos, vergüenza, represión, sufrimiento de la infancia, aliados, señales y abuso. Debes ser un guerrero para sobrevivir. Te marcas una disciplina y llevas una vida intensa.

Finalmente, después del Zen, ya no hay más mensajes ocultos, el mundo vuelve a ser él mismo de nuevo. En esta etapa, a veces parece que no haya nada sobre lo que pensar. Disminuye el impulso de comprender el mundo como un compuesto de cosas y partes separadas (alma y cuerpo). Te olvidas de ser un cazador, un guerrero e incluso de ese aliado increíble. En vez de esto, experimentas sólo momentos de conciencia continua. Aprendes por medio de tus sentimientos e intuiciones a ser más congruente. Vas y vienes entre los mundos sin considerarlos separados. Te llegas a asombrar de que otros hablen de realidades separadas, de conciencia e inconsciencia. A veces piensas incluso que los otros están equivocados y que tú has visto la luz.

Pero ten cuidado. El siguiente paso en la historia Zen debería decir, «y la montaña se vino abajo y tuvo que ser recreada de nuevo». Si no quieres naufragar ante el límite de la vejez el entrenamiento debe comenzar de nuevo des del principio. Es fácil ver lo afortunado que es un aprendiz por encontrar a un maestro, pero también debes recordar que el maestro es afortunado de ser molestado por el testarudo principiante. Dejado en paz, un buen profesor nunca parece tener la energía para revelar los detalles cruciales de sus descubrimientos, la perspectiva general necesaria y la compasión para ayudar a otros. El aprendiz fuerza al profesor a comenzar de nuevo.

Me encanta pensar en Lao Tsu, el autor legendario del *Tao Te Ching*, el texto clásico antiguo y esencial del Taoísmo. Según la leyenda, Lao Tsu estaba abandonando una ciudad siendo ya muy viejo. Un guarda del pueblo le paró para rogar al anciano maestro que escribiese su sabiduría. Sin el encuentro entre el guarda y el maestro taoísta no tendríamos hoy las enseñanzas del *Tao Te Ching*.

La vejez es una barrera a menos que seas un principiante curioso y testarudo que se plantea constantemente preguntas trascendentes y por el significado de la vida. ¿No te preguntas a menudo, cuál es el sentido de la vida? ¿De qué trata este mundo? Aunque no hay respuestas generales, si hay orientaciones, dependiendo de la escuela de psicología que te interesa, la tradición espiritual, la raza y la religión.

Una respuesta del mundo del chamán es que la vida son viajes extáticos a otras dimensiones. No se trata únicamente de resolver problemas o encontrar almas perdidas ahí afuera. Eso está bastante bien. Pero realmente es algo más. Para un chamán, la vida en sí misma es un viaje extático, lleno de trances, ascensos a reinos celestiales y batallas con el inframundo. La vida es acerca de la aventura de los estados alterados. Al mismo tiempo, es el mayor misterio detectivesco que hay.

Reflejando muchas tradiciones nativo americanas, don Juan responde a las preguntas sobre el sentido de la vida con el «camino del corazón». Cuando se acerca al final de sus enseñanzas en *Una Realidad Aparte*, don Juan abandona la jerga y parafernalia del estado de guerrero y se centra en los fundamentos básicos del chamanismo. Se focaliza en los sentimientos o metahabilidades tras el trabajo chamánico y no sólo en sus herramientas. Advierte a Castaneda que, cuando vuelva a su vida cotidiana, se verá confrontado con problemas importantes y ya no podrá vivir como había vivido hasta entonces. Un guerrero necesita una perspectiva general. Necesita mucho más que habilidad; necesita la sabiduría para continuar viviendo y tratando con los problemas de la vida cotidiana.

Don Juan recomienda encontrar y seguir el camino del corazón. Cualquier proceso que sigas es sólo uno de muchos posibles. Por tanto, debes recordar que «un camino es sólo un camino». Si sientes que el camino que estás recorriendo es incorrecto, entonces debes sentirte libre de abandonarlo. El camino es relativo, y saber si quedarte en él o abandonarlo requiere claridad y autoconocimiento. Tu corazón te dirá cuando es el momento de abandonar un camino y cuando debes permanecer en él[29].

El viejo camino

A veces sigues recorriendo viejos caminos, a pesar de que tu corazón te dice que no lo hagas. Puedes quedarte en un camino porque es el único que conoces. Por miedo, no te atreves a verte como otra cosa

---

29   Castaneda, *Las enseñanzas de don Juan*.

que una hija, hijo, pareja, padre, madre, ejecutivo, ama de casa o estudiante. El miedo a nuevos roles, a la inseguridad financiera o una mente cerrada a nuevas experiencias te impiden cambiar significativamente o vivir tu cuerpo-que-sueña en el mundo. Te sientes obligado por ti mismo y por los demás a mantener la historia personal que has creado. La historia personal es una prisión que pareces haber creado para ti mismo.

Otro impulso que te mantiene obstinadamente en un camino es la ambición. Puedes estar convencido de que el camino que has escogido no es el correcto para tener éxito y no obstante, sigues siguiéndolo. Así, pasas la mayor parte del tiempo intentando alcanzar el éxito en el camino incluso cuando tu esfuerzo es agónico. Además, te quedas en estos caminos no sólo por orgullo o esperanza de éxito, sino porque crees que debes generar el éxito por ti solo, incluso cuando tu corazón te dice que algo está mal. Sabes que la vida está intentando redirigirte, pero no consigues escuchar.

También puedes quedarte en el camino escogido porque te sientes cansado y acabado. Ya has pasado por tantas cosas que cambiar de camino a estas alturas parece imposible. Junto a la depresión, la extenuación te convence de que nada importa, la situación del mundo no tiene remedio y nunca cambiará.

Disciplina

Maestros influenciados por la psicología occidental dicen que necesitas un ego fuerte para tomar decisiones importantes sobre tu vida. Los chamanes dicen que necesitas una vida disciplinada para determinar si la senda es la correcta o no. Hay una diferencia crucial entre las enseñanzas occidentales y las orientales, entre lo que podemos llamar el pensamiento moderno europeo y el aborigen o espiritual.

Los sistemas psicológicos y espirituales requieren o bien un ego director, que determina lo que debería ocurrir o una conciencia disciplinada, que nota lo que está ocurriendo. Los sistemas basados en el desarrollo de la conciencia del ego enfatizan la estabilidad y la individuación. El autoconocmiento es la base. Los sistemas indígenas insisten en convertirte en todo u honrar a la naturaleza y encontrar un camino con corazón.

Cada sistema tiene una parte de la verdad. La tradición correcta es aquella en la que crees en un momento determinado. Sin embargo, cuando estás interesado en el futuro del mundo, te encuentras buscando sendas con corazón. Te hacen mantener un ojo avizor sobre tu propia energía sostenible y disponible y sobre las relaciones con los demás. Los sistemas indígenas llenos de corazón incluyen a la comunidad y al entorno. El sistema del ego te proporciona más información sobre la naturaleza de partes específicas de ti mismo. Cuando necesitas respuestas sobre tu naturaleza individual, te encuentras con terapeutas, que hablan de partes desconocidas. Cuando tienes preguntas sobre la vida como un todo, el entorno y la senda del corazón son los maestros.

Para encontrar el camino del corazón, para acompañar el fluir de la naturaleza, necesitas más conciencia disciplinada que autoconocimiento. El camino del corazón es simplemente la senda que es «fácil»; es el antiguo Tao, pero nadie puede seguir este Tao sin conciencia de lo que está ocurriendo. En aquellos momentos en que usas la segunda atención, sientes tu cuerpo-que-sueña y encuentras el Tao, sabes que estás en buen camino, porque, estés o no trabajando duro, sientes que no estás gastando nada de energía. Todo ocurre por sí solo y parece que estés tomando una ola en el camino de menos resistencia. Aunque estés en medio de un torbellino, sigue siendo la senda que requiere menos acción, la senda a veces llamada en el Taoísmo como «no hacer» o «wu wei».

Coraje

También necesitas coraje para poder encontrar el camino, porque cuando cambias, la gente tú alrededor puede sentirse afrentados. Sientes que tus cambios causan dolor y entonces puede que la gente busque venganza. Como los amigos y colegas han sido una parte de tu viejo camino puede que algunos no apoyen tus cambios.

Por tanto, para tener corazón, necesitas coraje para desprenderte de las opiniones de los demás. Con coraje y disciplina, notas que eres un proceso secundario para toda la comunidad. No eres sólo tú que quieres cambiar, sino una senda cultural que quiere cambiar. Por tanto, de alguna manera, tus cambios pueden ser apropiados para todas las demás personas.

El corazón es distinto de la sentimentalidad. La sentimentalidad te apega a la manera cómo son las cosas y evita que cambies cuando llega el momento. Si eres sentimental escuchas demasiado los miedos y quejas de los demás. O quizá los demás son una parte de ti que se resiste al cambio. En cualquier caso, esperas, tomándote tiempo para crecer y adquirir desapego. Un día te das cuenta que tu elección de dejar el camino y seguir el que tiene corazón afronta a los demás porque eres su nagual, su destino de sueño.

El cambio crea un sufrimiento temporal al adolescente que debe luchar contra sus padres, al padre o madre que se convierte en un adolescente enamorado, al maestro que deja a sus alumnos, o al miembro del grupo que se rebela. Por tanto, necesitas una disciplina interna y coraje para mantener tu mente en la eternidad mientras te preocupas por el dolor del momento.

Desapego

Don Juan le da la mayor importancia al coraje y a la meditación solitaria, necesarias para escoger la senda del corazón. La única forma de tomar esta decisión es estar libre del miedo y de la ambición y tener la sabiduría de una persona anciana. La pregunta crucial es si un camino tiene corazón o no lo tiene, porque si lo tiene estás en el buen camino. Si no lo tiene, no sirve para nada. Un camino te hace feliz y fuerte, mientras que el otro te debilita.

El camino del corazón te hace sentir fuerte y feliz porque sigue tus sueños, tu cuerpo-que-sueña, tu tarea mítica. La otra senda está conectada principalmente a tus procesos primarios, tu vieja identidad y sus quehaceres rígidamente programados. En esta senda te pones con frecuencia de mal humor y te quejas; te sientes la víctima de tu senda, sacrificándote por otros.

La senda del corazón es un camino fluido sin identidades rígidas. Es la senda China ancestral, el Tao. Es el agua. No tiene forma y no tiene planes sino que fluye siempre que se abre un pasaje para ella. El guerrero en la senda del corazón es como una flauta que deja que el viento sople a través de ella, haciendo su propia música.

Sólo tú puedes tomar la decisión adentrarte en la senda del corazón, porque sólo tú puedes percibir y sentir el cuerpo-que-sueña. Tu vejez te ayudará a recordar que nada es más importante. Después de todo, no posees nada excepto tus propios impulsos internos. Tus percepciones son la única cosa que realmente te pertenece. Quizá sólo la vejez relativiza la importancia que das a las opiniones de otras personas, y te permite darte cuenta que la cosa más importante que puedes hacer es dar valor a lo que percibes y sientes. Si tu camino no tiene suficiente corazón sufres, y en el fondo tienes la sensación de vivir sin sentido.

Yo he tenido que abandonar una senda sin corazón varias veces sin herramientas ni coraje. Cada vez ha sido una lucha difícil. Estos cambios requieren de la claridad y la dureza que provienen de la certeza interior, características que no tenía en suficiente grado.

La primera vez que abandoné conscientemente una senda fue cuando estaba en mi adolescencia y dejé a una mujer con la que estaba porque sabía que la relación no podía funcionar. Más adelante, tuve que hacer lo mismo, y aunque era mayor, no fue más fácil. Una vez, tomar la senda del corazón implicó cambiar de profesión, de la física a la psicología; más adelante cambié el método particular de psicología que había estudiado. Cada cambio parecía ser cuestión de vida o muerte. Cada vez tuve esperanzas de que esa fuese la última vez que tuviese que cambiar de esa manera. Apenas notaba que la senda que estaba buscando era una que siempre cambia.

Las calles concurridas

Puesto que en este punto de tu aprendizaje parece que te faltan tanto la disciplina del guerrero como el corazón taoísta, te preguntas si realmente es posible vivir el cuerpo-que-sueña en el mundo real.

¿Es la senda del corazón sólo alcanzable cuando estás solo, con un maestro o en terapia? ¿Puede ser vivida en la ciudad?

Llegados a este punto, Don Juan le dice a Castaneda que la calle concurrida frente a la casa en la que han estado ha sido el mundo de Castaneda, su «campo de caza»[30]. Como nadie escapa de las cosas de ese mundo, el guerrero invierte su actitud y convierte en algo útil cada parte de este mundo moderno. En el Zen, este sería el momento en que comienza el segundo entrenamiento, cuando el monje ha terminado su periodo en el monasterio y está preparado para el mundo. Es el momento en que recibes un diploma. Ha llegado el momento de vivir lo que has aprendido. La tradición espiritual nativa americana acepta este momento como el correcto, como el único posible. Todos los mundos están aquí, ahora. No hay cielo ni tierra fuera de este momento.

Si ves el mundo desde la senda del corazón, comprendes que es el lugar en el que estar por el momento, el lugar que necesitas para poder crecer. El mundo es terrible y asombroso; desde el punto de vista de la senda del corazón, el propósito de lo que ocurre es ser utilizado, completa y totalmente; el tiempo-del-soñar lo gobierna. El mundo no es sólo una realidad común; es el universo, una aldea donde todas las personas luchamos juntas para encontrar nuestro yo completo. Aquí es donde encuentras a tus mejores maestros, tu cuerpo, tus relaciones, tus sueños, tu entorno. ¿Qué mejor sitio para llegar a ser tú mismo que la selva con pumas y osos o la ciudad con luchas, drogas y los peligros de la vida cotidiana?

Pero las enseñanzas de los maestros siempre son en alguna medida incongruentes. Hablan de vivir el nagual en la vida cotidiana, pero siempre parecen vivirlo en un ashram o en el bosque. La mayoría de maestros no trabajan en la ciudad. La mayoría no se presentará a un cargo público. Quizá es por eso que votas con tan poca frecuencia.

¿Por qué los grandes maestros sólo viven en nuestros sueños o recluidos? ¿Por qué su senda del corazón les lleva a las montañas o a un ashram? ¿Es por qué no valoran la vida del el día a día? ¿O

---

30   Castaneda, *Viaje a Ixtlan*.

es que algunas enseñanzas no tratan sobre las relaciones, la vida cotidiana y el mundo actual? Quizá debamos convertirnos en los nuevos maestros, que se sientan en medio de una pelea a puñetazos o un disturbio racial y afirman que este es el campo de caza adecuado. Los maestros que dicen que las peleas son malas, que las personas no deberían rebelarse y que la ciudad es algo errado pueden ser personas que, como nosotros, no saben lidiar con el mundo tal y como es.

Los maestros de Castaneda intentan equilibrar la dicotomía entre aventurarse a dimensiones desconocidas y vivir en la calle explicando lo doloroso que es tener experiencias internas inmensas y volver después a casa de nuevo. A veces, para una persona que está teniendo una experiencia poderosa, el hogar parece el lugar equivocado en el que estar. Todo el mundo parece materialista. Castaneda hace que los maestros yaquis parezcan como muchos otros maestros espirituales, que consideran a nuestros yos cotidianos unos idiotas no iluminados.

Antes de haberte enfrentado a un aliado, el mundo consiste en eventos predecibles y situaciones difíciles e inevitables. Cuando has reconocido al aliado y el cuerpo-que-sueña, el mundo del que provienes parece limitado y las personas de ahí parecen estar separadas de la vida. La integración del aliado y la creación del doble te cambian de un modo brusco.

Pero este cambio no es permanente. La tendencia a volver al hogar del que provienes significa que tú, al igual que el resto, eres una persona común; si no, no amarías tantas cosas que has dejado ahí. Algunos de tus viejos sentimientos persisten, aunque ya no te puedas identificar con ese mundo. El cambio ocurre tan rápido que apenas tienes tiempo para envejecer y permitir que su implacabilidad transforme a tu viejo yo. Es como si estuvieses medio cocinado; una parte de ti sigue al destino mientras que la otra añora una imaginada edad dorada.

Así que primero vas atrás en tu intento de vivir tu yo completo. Redescubres el mundo y comienzas a pensar que debes iluminar a los demás. Este es un momento solitario, en el que te encuentras sentándote con viejos amigos a los que ya no conoces. El problema es que los otros están apegados a cosas que tú, en parte, ya has soltado. Y así te encuentras riéndote solo y en silencio de cosas que a los otros no les interesan.

Pero esta soledad es una señal de que tienes más trabajo por delante, pues se tarda años en digerir los cambios bruscos. Integrar al aliado significa vivir el doble en todo momento. Jung describe el dolor y la soledad de este periodo: «Había un demonio en mí, y al final su presencia resultó decisiva. Me venció, y si a veces era despiadado era porque estaba dominado por el demonio. No era capaz de parar ante nada. Tenía que ir adelante, para estar a la altura de mi visión. Como mis coetáneos, comprensiblemente, no podían percibir mi visión, sólo vieron a un loco corriendo hacia adelante[31]».

Quizá más doloroso incluso, es que no puedes comprenderte en estos periodos. Eres compulsivo, conducido, irritado por otros, y aun así todavía solitario e impaciente. La locura del aliado está todavía alrededor, empujándote a vivir y expresar su mensaje. ¿Por qué debes esperar tanto para obtener la visión panorámica que necesitas para apoyar a tu yo imposible en el mundo?

Jung esboza la manera en que el aliado le separó de los demás: «Sé cosas y debo insinuar cosas de las que aparentemente otros no saben nada, y de las que la mayoría de las veces no quieren saber nada. La soledad no viene de no tener a nadie alrededor sino de ser incapaz de comunicar esas cosas que te parecen importantes o de guardar ciertos puntos de vista que los demás encontrarían inadmisibles.... Si un hombre sabe más que otros, se vuelve solitario[32]». Las personas comunes te parecen fantasmas cuando percibes más tu cuerpo-que-sueña. No puedes compartir tus ideas y actividades porque parecen procesos secundarios inadmisibles, sombras de la ciudad para la cultura en la que vives. Por este motivo, un nagual busca a otro para sentirse uno con él. Ya no buscas una relación común, sino una escogida y revelada por la senda del corazón.

Hoy, hay mucho más apoyo y empatía por las visiones de los aliados y la formación del chamán de la que había en otros perio-

---

31   Jung, *Recuerdos, Sueños, Pensamientos*.
32   Ibid.

dos de la historia. ¿Quién sabe? En cualquier caso, nos encontramos viviendo al comienzo de un nuevo siglo, en un tiempo en el que la democracia está luchando por renacer, el pensamiento alternativo y el chamánico se están volviendo casi parte de la corriente mayoritaria. Pero nunca habrá acuerdo sobre cómo vivir el doble en la vida cotidiana. Para aquellos en la senda del corazón, la existencia siempre tendrá lugar en la periferia de lo que otros llaman vida.

Como escribió Jung, el dolor de la soledad está compensado por la experiencia mágica del doble, de vivir con un «secreto, una premonición de cosas desconocidas. La vida se llena con algo impersonal, un numinosum. Una persona que nunca ha sentido eso se ha perdido algo importante. Debe percibir que vive en un mundo que en algunos aspectos es misterioso; que ocurren cosas y pueden ser experimentadas que permanecen inexplicadas; que no todo lo que ocurre puede ser anticipado. Lo impredecible y lo increíble pertenecen a este mundo. Sólo entonces tu vida es plena. Para mí, el mundo ha sido desde el comienzo infinito e incomprensible[33]».

¿Cuál pudo ser el secreto de Jung? Algunos han especulados con aventuras extramatrimoniales. Las posiciones políticas de Jung eran ingenuas. Aunque era ampliamente respetado, también era ampliamente mal considerado, quizá incomprendido por muchos de sus coetáneos. Alguna gente lo consideraba un místico o un loco. Don Juan era consciente de como la cultura no comprende al chamán. Según él, un hombre de conocimiento debería borrar su historia personal para que los pensamientos de otras personas no puedan matarlo.

Quizá nunca puedas volver completamente a la ciudad y a las personas que has amado, pues ya no contribuyes congruentemente al viejo sistema de creencias, a sus reglas culturales y a sus supersticiones. La percepción de tu cuerpo y del tiempo-del-soñar te pone obstáculos para estar en el siglo veintiuno. Tu espíritu te incomoda en cuanto te comportas como los demás. Intentas llevar a cabo los

---

33   Jung, *Recuerdos, Sueños, Pensamientos.*

quehaceres de la realidad, pero algo en ti sufre y busca esa cosa misteriosa que hace que la vida merezca la pena. Lamentas tus pérdidas, porque tu nuevo suelo todavía no es suficientemente sólido para poder ponerte de pie en él. Incluso puede que sueñes que todos aquellos a los que has amado han muerto mientras tu espíritu vaga nostálgicamente en una regresión. En este momento del aprendizaje de Castaneda, su desarrollo y el mundo parecen inconmensurables. Su trabajo interno permanece separado del mundo externo.

Los estudios chamánicos deben lidiar con lo que ocurre exactamente cuando vuelves a la ciudad, cómo reaccionan las personas y cómo relacionarte con ellas. La interacción con el mundo es una nueva etapa en el chamanismo que debemos desarrollar juntos.

Ejercicios

1. Describe tu senda temporal en la vida. Siéntela. ¿Te alegra o te debilita? ¿Qué parte te cansa o te aburre? Siente el lugar en el que estás viviendo. ¿Es el lugar correcto? Si es posible, imagina cómo utilizar tu camino actual para crecer más. No te esfuerces en intentarlo; mira sólo si el crecer más viene con facilidad.

2. Abandona la senda sin corazón. Si eres feliz con tu camino, es el camino del corazón; si no, no lo es. Si no es la senda correcta, o si necesitas ayuda para dejar atrás elementos que no son correctos para ti de tu camino actual, considera lo siguiente: Imagina que eres muy viejo, sabio y afectuoso. Date consejos a ti mismo sobre el camino. ¿Estás haciendo demasiado de una cosa y no suficiente de otras? Siente e imagina una manera afectuosa de abandonar tu senda si no tiene corazón. Algunas figuras internas puede que se resistan a tu senda del corazón. Si eres una de esas personas, vuelve atrás en tu historia personal y nota el cambio que debe ocurrir en tu identidad para vivir en la senda del corazón. Las personas externas también se resisten a tu cambio hacia

una senda con más corazón. Imagínalas ahora. Imagina qué cambios en su mundo deberían ocurrir como consecuencia de tus cambios. ¿Qué significado podría tener este nuevo camino para los demás? Imagina a estas personas y discútelo con ellas en tu imaginación.

3. Toma la senda del corazón. Finge, al menos por un momento, que eres libre, viejo y desapegado y sigue humildemente lo que la vida quiere de ti. Finge que tienes el coraje de cambiar y que lo estás haciendo ahora. Imagina que estás en la senda del corazón. Cuéntale a un amigo sobre esta senda y cómo llegaste a ella.

Parte II

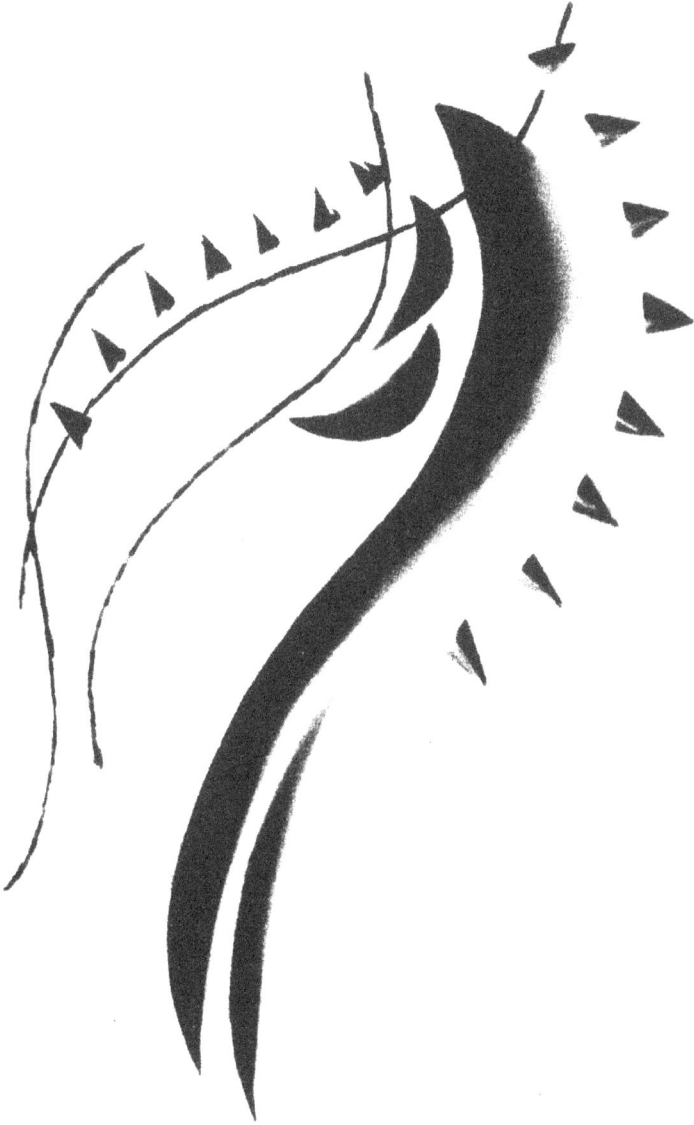

SOÑANDO EN LA CIUDAD

11

Muerte o brujería

El cuerpo quiere soñar. Necesita reducir el estrés y convertirse en el creador de problemas. Quiere vivir al límite de lo desconocido y se debilita cuando sólo está protegido y «sano». El cuerpo-que-sueña requiere más que bienestar; quiere desafíos, riesgo, poder personal y libertad. Incluso más que esto, el cuerpo debe buscar peligros para poder llegar a ser él mismo. El cuerpo-que-sueña nunca será curado únicamente con una vida saludable, porque busca lo misterioso, en el límite, a través del soñar. Don Juan lo expresa dramáticamente cuando dice que el cuerpo ama el terror y la oscuridad y adquiere poder personal de estos elementos[34].

Tu cuerpo está en un viaje creativo. En tus fantasías, sueños y realidad, vuelves a los lugares, momentos y maestros mágicos que te han dado acceso al poder. Revisas problemas y traumas y experimentas éxtasis en tus sueños, no sólo para desatar los nudos de tu desarrollo personal, sino para buscar tareas y experiencias cada vez más difíciles. La habilidad de ser tú mismo requiere más que autoconocimiento; es una cuestión de amar, luchar, fracasar y levantarte de nuevo.

Por tanto, después de experiencias internas poderosas, vuelves a casa, no por motivos sentimentales, sino porque la vida cotidiana es tan salvaje como el bosque. Hoy, el chamanismo debe lidiar con un mundo en llamas, un invernadero enorme y caluroso, democracias en crisis y relaciones insoportables. Este mundo es parte de

---

34   Castaneda, *Viaje a Ixtlan.*

la senda del corazón de todos, toda la gente a tu alrededor busca transformación. Volver al mundo cotidiano no sólo te vuelve a conectar con lo que has dejado atrás, te recuerda lo que era aburrido y doloroso y te catapulta a un conflicto de vida o muerte: vivir con el nagual en la ciudad.

Tu hogar te desafía a realizar tus visiones en la vida cotidiana. Pero tus experiencias pueden entrar en conflicto con las vidas de las demás personas, y eso hará que todas tengan que cambiar. Y cuando todas cambiemos, transformaremos a su vez el chamanismo, pues sus contextos ancestrales ya no existen. Olvidar el chamanismo nunca funcionará, porque la psicología y la medicina se vuelven unidimensionales sin su hermana ancestral. Por tanto, el chamanismo deberá desempeñar un papel principal en dar una forma nueva a nuestras profesiones de ayuda.

Terapia y brujería

A medida que el chamanismo va confrontando la psicología, la terapia se vuelve más orientada a la comunidad y es más afectuosa y mágica. En la actualidad la medicina y la terapia valoran a la persona corriente y su objetivo es la supervivencia. El brujo se enfoca en la calidad de la vida y va improvisando mientras avanza. El mundo del brujo es la locura y la magia, mientras en el peor de los casos la terapia busca domesticar a tus demonios y al menos explicarlos para que seas capaz de encajar con los demás.

Desde el punto de vista actual parecería que la terapia ha sido desarrollada para apoyar la concepción del mundo de las clases medias. Está disponible para aquellos que tienen el dinero, el tiempo y la seguridad para la introspección. Te lleva a la puerta de otros mundos, percibe y explica lo que hay en el otro lado y vuelve a cerrar la puerta. La terapia comprende la vida de la persona corriente y se enfoca en hacerla más segura. Acaba con tus adicciones, no seas abusivo, aumenta tu autoestima, conoce tu ánima y tu ánimus, no te metas en problemas con tus clientes, no seas codependiente, actúa como los demás y escoge una pareja del sexo opuesto.

Los métodos más atrevidos llegan a la puerta del otro mundo o la atraviesan por periodos cortos de tiempo pero recomiendan el consenso de la realidad de los blancos como la medida de lo que está bien. El mundo debería estar en orden de nuevo si observas los sueños, sientes y comprendes el cuerpo y encuentras el sentimiento que falta en las relaciones. Pero no lo está. Falta algo grande. No hay pasión, no hay color, no ocurre nada interesante en la comunidad.

La brujería añade otra dimensión al trabajo. Como el terapeuta, el brujo abre la puerta del otro mundo, pero a diferencia del terapeuta, el brujo sigue a su aliado y continúa adelante. La vida de un brujo no está completa hasta que, después de atravesar la puerta a lo desconocido, continúa avanzando hasta que el muro entre los mundos desaparece. El mundo del brujo no tiene puertas, pocos límites y no hay opuestos. Baila hasta que está extenuado, no hasta que encuentra el significado. No «integra» parte de su inconsciente ni se estudia a sí mismo; sigue su cuerpo.

Ser una persona corriente, bruja, guerrera, cazadora o terapeuta es una cuestión temporal. Todos son aspectos de cada uno de nosotros. Si eres un brujo la vida es arte, poesía y locura. Ejecutas un guion que se escribe mientras actúas. Si eres un terapeuta estudias el guion y al actor o actriz, preguntándote que significa todo eso para el futuro.

El chamanismo añade condimento a la transformación personal. El terapeuta presta atención a lo olvidado, el brujo a lo ridículo. El brujo se alegra de tener problemas por su amor a lo absurdo. Alimenta al ladrón, al mentiroso y al lunático.

Mientras que la locura es el problema de las sombras de los terapeutas que temen la enajenación mental, el chamán guerrero alimenta lo extraño. Reconsidera la locura como un regalo a ser desarrollado, una aparición del espíritu. Del mismo modo en que la muerte es la consejera del guerrero, la locura debería ser la del terapeuta.

Muchas terapias fueron desarrolladas para las clases medias. Apoyan los valores normativos de las culturas dominantes: familia, trabajo, educación, conocimiento, salud, cordura y vida cotidiana. Enfatizan la comprensión y el crecimiento personal, la vida y la felicidad. Pero parecen ignorar los prejuicios, la desigualdad económica y los conflictos raciales violentos.

El brujo es distinto. Hasta hace poco, casi nunca era de clase media, y lidiaba con la muerte, con la vida, el vudú y el amor. El chamán se preocupaba de la sostenibilidad de su comunidad y se preocupaba por ella lidiando con los espíritus. Si la vida de un individuo es el objetivo implícito de la terapia, entonces la muerte, el misterio de la oscuridad y la renovación son el reino del brujo.

La muerte

Cuando tu cerebro está suficientemente muerto, las personas de pensamiento occidental se reúnen alrededor de tu cuerpo y dictaminan tu muerte. Se acabó para ti. Te llegó el momento. Si antes entras en coma, las personas serán buenas contigo, pero realmente piensan que ya no estás aquí. Quienes no han trabajado con estados comatosos o con el Libro Tibetano de los Muertos o el Egipcio dicen que no existes cuando estás en coma. Si pareces un vegetal y no hablas, no tienes personalidad. ¿Dónde creen que has ido?

A nuestro mundo del siglo veintiuno le gustan tan poco las personas introvertidas y los estados fantasiosos que cuando te llega la hora de morir, puede que llegues a sentirte culpable. El mensaje que recibirás de todo el mundo es, «Haz cualquier cosa, pero por el amor de Dios, ¡no seas tan fracasado como para morirte!»

Es por eso que te sientes fatal cuando te pones enfermo. No porque estés enfermo, sino porque te sientes como un fracasado. Todo el mundo te trata como si no tuvieses un cuerpo-que-sueña. Nadie escucha tus sueños. Aun así, la mayoría de personas están muy ocupadas con su vida en el momento de la muerte. Todo el mundo con quién he trabajado refleja lo que Elisabeth Kubler Ross dijo hace años: las personas cercanas a la muerte están enfocadas en aprender y amar. ¿Por qué no? El hecho de tener noventa y cinco años no quiere decir que no puedas tener una aventura amorosa. La gente tiene aventuras amorosas en sus experiencias «finales» del cuerpo-que-sueña. Espero que, al ser más conocida esta

174

información, las conferencias sobre chamanismo, relaciones y el soñar serán algo común y corriente para los llamados moribundos.

En cualquier caso, mientras que todo el resto de personas está huyendo de la muerte, el chamán se sumerge en ella para poder vivir la vida más plenamente. Los terapeutas se sienten obligados a preservar la conciencia y clasificar y erradicar las aberraciones patológicas. El brujo, en cambio, respeta a la muerte, como hace el budista que alcanza la iluminación mediante la meditación sobre su fallecimiento.

El chamán en ti vive diariamente con la sensación de la muerte, mientras el resto de ti lucha contra el pensamiento deprimente de que la vida va a terminar pronto. Creo que es como dice el chamán: sólo la sensación de muerte inminente te libera de los apegos y miedos momentáneos, de tu interés en los programas que has establecido. Y así, el brujo da la bienvenida a la muerte como el final de un estilo de vida que hace tiempo que ya no sirve. El chamán encuentra en la muerte transformación y éxtasis, no tragedia y fracaso.

Abandono controlado

Si la relación entre la psicología y el chamanismo va bien, ambas se nutrirán una a la otra. El brujo no es perfecto y el chamán ideal debe dominar más el mundo. Necesitamos maestros para ejemplificar la vida en la senda del corazón y encontrar al aliado en la ciudad y en las relaciones. El chamán sabe que el aliado no es sólo un espíritu que le acecha en el mundo salvaje. Pero pasar del aliado en el mundo salvaje al ladrón en la puerta de casa requiere una reflexión.

La terapia tiene mucho que aprender del chamanismo, especialmente en lo que respecta a la segunda atención. Aquí está finalmente el nombre que define la capacidad de permanecer y enfocarse en las experiencias que normalmente ignoras. Cualquier terapia que se ocupa del inconsciente parece infantil en comparación con el camino del conocimiento yaqui.

Desarrollar la segunda atención exige enfocarse en las señales sutiles durante periodos de tiempo largos manteniendo al mismo tiempo el acceso a la realidad cotidiana. Esto es una cuestión de abandono y control. De abandonar tu identidad y controlar la evolución de procesos siguiéndolos con atención. Cuanto más experimentes y conozcas estos estados, más control vas a tener mientras estás en ellos.

El abandono controlado es un concepto útil que se necesita para trabajar con estados alterados de conciencia. Los terapeutas que ayudan a personas cercanas a la muerte o en coma, o que ayudan a personas a desarrollar su ser completo, necesitarán el punto de vista del chamán. Puedes comenzar con sueños, experiencias corporales, relaciones, movimiento, el mundo o el diálogo interno. Nota lo que ocurre, mantén el control sobre tu conciencia y deja ir.

Algunas culturas enseñan más sobre la segunda atención que otras. Muchos de nuestros estudiantes japoneses tenían mucho abandono controlado. Amy y yo trabajamos con un doctor mientras estábamos en Tokio que estaba fascinado por uno de sus sueños, que interpretaba como indicación de vejez y muerte. En su sueño, un animal había estado devorando lentamente a otro animal hasta su muerte. Contó este sueño y preguntó qué quería decir en medio de un seminario. Estábamos todos de pie formando un círculo.

«¿Voy a morir?» preguntó. Yo no sabía la respuesta, pero dije que su proceso interpretaría el sueño. Pensé que si el espíritu creó el sueño, entonces también tendría que interpretarlo. Nos pusimos de acuerdo en usar nuestras segundas atenciones en cualquier proceso de sueño que surgiese.

Estábamos unos frente a otros. Su cara se contrajo y se quejó de repente de que su corazón batía rápidamente y de un modo irregular. Sudando y confundido me preguntó qué debía hacer. Respondí que si las batidas de su corazón le habían llamado la atención, este proceso nos mostraría la dirección. «Usemos el abandono controlado y acompañemos a ese corazón irregular.» Vacilando, probó de caminar por la habitación al ritmo de su corazón. Pisaba fuerte como si fuese un corazón batiendo y manifestó con voz alta y clara su descubrimiento: «Estoy en las fuerzas armadas». Le pregunté si las fuerzas armadas estaban en guerra contra alguna cosa. Con voz de general poderoso, gritó, «¡Las fuerzas armadas están en guerra con la responsabilidad! ¡Odian la responsabilidad y se niegan a ser devoradas vivas por ella! ¡Esta guerra es contra la responsabilidad!» Esta comprensión tuvo un efecto asombroso en él. Saltó de alegría, abandonó el círculo de participantes y se sentó. Todo el mundo aplaudió con entusiasmo pero, para decir la verdad, no creo que todo el mundo, incluyéndome a mí, sabía por qué. Tardamos quince minutos en llegar a comprender su iluminación instantánea.

La segunda atención del doctor le había explicado su sueño. Estaba siendo devorado por la responsabilidad y no estaba siguiendo a su corazón. Su corazón se había convertido en un guerrero, mostrándole cómo reaccionar ante una vida sin libertad. Yo estaba asombrado, sin embargo, ante su capacidad de dejarse ir y seguir el río de los sueños.

Para comprender los sueños, necesitas el abandono del chamán para dejar que el río de los sueños se explique a sí mismo. El brujo en ti busca contacto con lo asombroso y lo numinoso, no con la comprensión racional. El contacto mismo provoca lo que el zen llama «satori», o despertar inmediato por una experiencia directa.

El chamán comparte ciertas características con el maestro zen y el sacerdote taoísta; vas a necesitar estas características cuando trabajes sobre ti mismo. La terapia y la auto transformación funcionan bien en función del modo en que trabajas, no por lo que haces. Los conceptos como segunda atención y abandono controlado provienen del contexto del maestro de sabiduría loca, la parte de ti que está abierta a la naturaleza, que no tiene a donde ir si no sigue los ríos e impulsos del momento. La actitud que tienes al trabajar sobre ti mismo y con los demás necesita tanta atención como los temas tratados.

En cualquier caso, a la mente le interesa interpretar los sueños ya que hace avanzar tu comprensión y enriquece tu existencia cotidiana, pero eso no despierta necesariamente a tu cuerpo. Si integras el trabajo con sueños con el chamanismo, los sueños se convierten en una invitación a los estados alterados de conciencia. Por otro lado, si integras la psicología con el chamanismo, puedes tocar el tambor para entrar en estados de trance, encontrar almas perdidas en otros mundos con el soñar y encontrar esos mismos estados asomándose en tus propias dobles señales.

Compañeros como naguales

¿Cómo funciona el chamanismo en las relaciones? Puesto que cada sanador es distinto, esta pregunta no tiene respuesta. Sin embargo, la finalidad del chamán es viajar a través de estados alterados de conciencia para encontrar soluciones. Esto conduce a entender que nunca puedes saber completamente quién eres ni con quién estás viviendo. Lo que ocurre cuando dos personas viven su cuerpo-que-sueña juntas es aún menos descriptible que cuando uno lo vive solo.

Si tú y tu pareja utilizáis simultáneamente vuestra segunda atención, paráis el mundo, lo cambiáis. Quizá os transforméis en animales salvajes o en distinguidas majestades, amantes o luchadores, dependiendo de vuestro proceso. Los chamanes de Centroamérica pueden llamaros «mujer nagual» y «hombre nagual».

Recuerdo una pareja con quién Amy y yo trabajamos. Jan estaba molesta con Donald porque siempre hablaba de otras mujeres. Nos contó que cada vez que iban a pasear, él acababa flirteando con alguna mujer con la que se cruzaba. Donald admitía que esto era cierto y que él, también, estaba harto de su comportamiento. Amy le dio la vuelta a la situación. Les pidió a ambos que enfocasen su segunda atención en lo desconocido, el fantasma entre ellos. Amy explicó que la mujer de la que hablaba Donald era un proceso secundario, un aliado que estaba perturbando constantemente la relación.

La pareja no parecía estar comprendiendo, así que les animé a utilizar su segunda atención y el abandono controlado e imaginar a esta otra mujer. Se enfocaron en ella y después Donald se dio cuenta de que era lo que le gustaba de ella. «Oh», dijo, «ella es tan romántica». Antes de que Jan tuviese oportunidad de reaccionar, Amy le dijo a Donald que practicase el abandono controlado y se convirtiese en esa mujer. Para la sorpresa de todos nosotros, Donald de hecho se convirtió en lo que creía que era la otra mujer. Habló y se movió con pasión y de modo romántico. Eso era todo lo que necesitaban. Jan estaba tan complacida ante este nuevo comportamiento que lo abrazó, diciendo que un marido romántico era exactamente lo que ella quería. La «otra mujer» era el aliado de la pareja, una figura problemática que los molestaba. Esta figura era un atisbo de las dobles señales de Donald y la gran esperanza de su mujer.

El aliado, por tanto, es un fenómeno compartido que todo el mundo necesita. Pero para alcanzar esta dimensión de la relación, tus amigos y tú necesitáis ser naguales y aceptar al espíritu, utilizando la segunda atención y el abandono controlado.

El chamanismo no sólo enriquece las relaciones, *es* tener una relación. Soñar juntas es una experiencia central que une a las personas, es el centro de la cultura tribal. Sin eso, las relaciones pueden ser cariñosas, compasivas, seguras o problemáticas, pero no asombrosas. Juntas, hacemos girar mundos que son difíciles de sostener solos.

Cuidador del absurdo

Ante todo, el brujo es el aspecto esencial de la auto transformación. Con un poco de persuasión, el brujo puede enseñar al terapeuta cómo hacer que la profesión valga la pena; siendo el cuidador del absurdo. Le da la vuelta a las cosas y transforma eventos difíciles en diversión.

Todos sentimos pequeños síntomas extraños y a veces problemas que amenazan nuestras vidas, en nuestros cuerpos. Mientras que el terapeuta en ti trata de curar esos problemas, el brujo busca realidades virtuales, el mundo en el que estos síntomas sobreviven.

Esto me recuerda a Karen, una mujer con la que trabajé una vez, que estaba en la fase terminal de un cáncer. Una día, semanas antes de morir, estaba sentada en su silla de ruedas y apenas podía hablar. El dolor era intenso y extenuante y no tenía energía para caminar. Pero cuando tosía o intentaba hablar, una sonrisa sutil podía vislumbrarse en las comisuras de sus labios. Le pregunté por lo que me parecía que podía ser una sonrisa y me aseguró que sonreía sin motivo. «Ya he hecho todo el tratamiento», dijo, «y ya no quiero más ayuda. Estoy en la etapa final antes de la muerte». Siguió sonriendo un poco más.

Utilicé mi segunda atención para enfocarme en esa señal aparentemente irracional. «Adoro tu sonrisa», dije. «Me da la sensación de que ya has muerto». Pero estaba equivocado; ella no se identificaba con esa señal. De hecho, se puso más sería y dijo que no era feliz. «Quiero ser feliz antes de morir», dijo. «Por eso estoy aquí».

En vez de insistir en que estuviese seria y se enfrentase a la muerte, decidí tomar otro camino. «A otros quizá les parece que ya eres feliz y se preguntan cómo puedes reírte en un momento así. ¿De dónde viene tu sentido del humor?» pregunté.

Karen me miró, confundida. «Ummm, bueno... ¿por qué debería ser miserable? Preguntó y sonrió de nuevo. «Tengo ganas de morir.» No pude evitar animar esa pequeña sonrisa. «Veo que ya tienes una de las claves principales de la vida: sonreír y divertirte.»

Esto debió ser poderoso para ella, pues me miró con lágrimas en los ojos. «Me haces llorar de alegría», dijo. «Ves algo en mí que nadie más ve».

Entonces me explicó que esa era su segunda recaída en el cáncer. Había esperado demasiado para la cirugía porque era reacia a las instituciones médicas convencionales. Al final, decidió comenzar un tratamiento vigoroso contra el cáncer, pero era demasiado tarde. Dijo que todo el mundo la había criticado por su negligencia.

La miré y dije, «No entienden que estabas arriesgando tu vida para tomar una ruta alternativa. No podían ver que, en cierto sentido, la muerte es una amiga». Asintió. «Sí», dijo ahora con emoción. «La muerte podría acabar con mi dolor, y la muerte me ayudaría a liberar mi espíritu».

Le pregunté a dónde iría su espíritu cuando fuese liberado. Karen pensó un momento y dijo, «¡Se divertiría! Ya sabes», y confesó, «Realmente no quiero ponerme bien. Tendría demasiados problemas. Estoy cansada de ellos».

«Muy bien», dije. «Muramos a todos nuestros problemas». Me sentí culpable de sentirme tan bien en un momento como este, pero me acordé de mis propios maestros chamanes de África. Me pareció que su amor por lo misterioso, su segunda atención y su abandono estaban ahí para ayudarnos a Karen y a mí a abandonar la historia personal y la seriedad sobre morir.

Sugerí que, aunque Karen estaba en una silla de ruedas, podríamos trabajar con el movimiento. Le dije que acompañase lo que ocurriese. Se mostró de acuerdo e intentó ponerse en pie, aunque tenía que inclinarse hacia adelante porque los tumores en su columna le hacían imposible mantenerse erguida. Le pedí que se enfocase en su posición inclinada sin juicios, para descubrir que se sentía al estar en esa posición. Dijo que le daba la impresión de ser un simio, un simio a punto de comenzar una carrera. Quise saber adónde se dirigía la carrera. Estalló en una carcajada y me dijo que no iba a ningún sitio. Dijo que era sólo un simio divirtiéndose.

El simio era su aliado, su caminar de poder. El aliado era su doble. «Tu cuerpo está sosteniendo a tu naturaleza, mostrándote como divertirte, cómo comenzar una carrera y ni siquiera preocuparte por acabarla.» Lloró de alegría y gritó que la vida era realmente absurda. Siempre había estado tan seria y se había exigido acabar todo lo que había comenzado. Riendo, dijo que ahora que habíamos comenzado, también habíamos acabado con nuestro trabajo. Ese fue su último baile, su manera de enseñarnos a los que estábamos ahí que disfrutar de la carrera, el proceso de transformación era lo importante. No importa si lo terminas; lo importante es comenzarlo.

Ejercicios

1. Considera un problema con alguna relación que hayas tenido recientemente. ¿Cuál es la parte de ti que la otra persona critica? Intenta volver a esa relación, pero esta vez haz algo absurdo. Experimenta con la segunda atención. Conviértete en la parte o característica que el otro critica. Abandona tu historia personal y prueba a disfrutarlo. Ahora utiliza esa parte criticada de ti mismo. Úsala de un modo práctico para

ti y los demás. Tu amigo o pareja debe haber estado viendo a un aliado que estaba lejos de tu conciencia.

2. Imagina por un momento que tienes permiso para volverte loco. Nota cómo te sientes. ¿Qué aspecto tienes? Ahora imagina utilizar esta locura en tus relaciones. No intentes sólo arreglarlas, que sean ordenadas, provoca un poco de lío. Haz algo asombroso en vez de esperar que la vida te haga algo a ti.

12

Soñando juntos

Consideraros a ti y tus amigos como guerreros de un clan chamánico, os convierte en maestros unos de otros, y tu grupo se transforma en el nagual. Esta es una manera de integrar las enseñanzas chamánicas en la vida de un grupo.

Piensa en Castaneda. En un momento de su iniciación, cuenta la historia de cómo fue desafiado por una aprendiz con la que había estado flirteando. Cuando los dos se acercan a la cama de ella, ella se gira y casi mata al inconsciente aprendiz. Le arranca de su inconsciencia y le despierta al soñar lúcido. De hecho todos los amigos de Castaneda son dignos e impresionantes adversarios en algún momento, apoyando, enseñando y desafiándose uno al otro. Son naguales para el otro. Son salvajes, pero cariñosos; guerreros solitarios pero al mismo tiempo inmensamente interactivos uno con el otro. Sus maneras de relacionarse son extrañas, porque están siendo ellos mismos y están facilitando la transformación del otro.

Las historias de los chamanes están repletas de lecciones sobre cómo se forman los clanes guerreros. Estos grupos se organizan en base de un interés común en la conciencia, un impulso que opera de un modo decisivo pero misterioso en el trasfondo de las relaciones. Aunque Castaneda no ponía énfasis en el elemento comunidad en sus enseñanzas, las tradiciones de las que habla tienen claramente mucho que enseñarnos acerca de cómo crear y mantener la vida comunitaria viva y llena de significado.

Las lecciones implícitas muestran que nadie alcanza la conciencia a no ser que todos la alcancen y que tus colegas guerreros son tan importantes en tu aprendizaje como tus maestros. La imagen del guerrero solitario en las historias de don Juan es magnífica pero no tiene sentido sin un clan guerrero. Un grupo de guerreros se comporta como una red interdependiente de entusiastas de la conciencia. Cada uno considera al otro como amigo, compañero y digno adversario. Ser un guerrero significa ser tu yo verdadero, es decir, ser difícil a la vez que cariñoso y jugarles malas pasadas a tus amigos para ayudarles a ellos y a ti mismo a alcanzar la conciencia. Don Juan llega a admitir lo importante que son sus aprendices para él. Después de todo, la terquedad de Castaneda fuerza a don Juan a crecer como profesor.

A medida que se va disolviendo la vida tribal indígena bajo el impacto de la tecnología moderna, el chamanismo no está exclusivamente debilitándose y convirtiéndose en una reliquia del pasado. También resurge en el mito de la conciencia y nos desafía a convertirnos en nuestro yo más desarrollado. Todo el mundo ansía vivir extáticamente en una comunidad donde los espíritus y las personas son iguales. Sin las interacciones chamánicas basadas en la segunda atención, la vida individual y comunitaria permanece incompleta. Tu comunidad sería un lugar anodino sin los espíritus impredecibles y los dignos adversarios empujándote a tu plenitud.

Mombasa

Cuando Amy y yo viajamos a países extranjeros, buscamos con frecuencia comunidades indígenas y sus brujos para ayudarnos a comprender el modo como se mueven los espíritus en los lugares en los que trabajamos. Recuerdo especialmente la experiencia que tuvimos en una ceremonia con dos sanadores keniatas, en la costa este de Kenia, cerca de Mombasa.

La ceremonia comenzó cuando aterrizamos en Mombasa. Le pedí a uno de los empleados del hotel en el que nos hospedábamos que nos llevase a un brujo. Vaciló y nos dijo que su tío nos vendría a ver al día siguiente.

Cuando llegó el momento, condujimos nuestro coche alquilado por carreteras de tierra en mal estado, en el calor de la selva ecuatorial de Kenia, para conocer al brujo. Cada kilómetro que recorrimos nos introducía más en el espíritu de Kenia y nos alejaba más de nuestra realidad cotidiana. Aparcamos cerca de una cabaña de barro e inmediatamente estábamos rodeados por toda la gente del poblado.

Dentro de la cabaña, sentados con las piernas cruzadas en el suelo de tierra, estaba el equipo de brujos, formado por una mujer y su marido. El hombre era un sanador del cuerpo, la mujer una vidente. En la pared había certificados amarillentos y desgastados, escritos en inglés, probando que eran brujos. Nuestra pareja de sanadores sólo hablaba swahili. Fue un placer conocer a estas personas silenciosas y reservadas que trabajan como jornaleros de día y magos de noche.

Desde el primer momento fueron anfitriones impecables, personas comunes y místicas. Nos trataron con inocencia y una extrema humildad. Tomaron nuestras manos, nos dieron la bienvenida a la tribu y pasaron horas cambiando nuestras ropas occidentales por telas simples y coloridas. Envolvieron las

telas alrededor de nuestros cuerpos desnudos y, en un momento muy especial, proclamaron «Ahora sois africanos». Su apertura curó un problema del que no había sido consciente, una enfermedad que no sabía que tenía. En algún lugar profundo de mí había un añoranza que me medio enfermaba. Había olvidado que deseaba que el mundo en el que vivo me diese esta sensación de pertenencia. Este deseo me había hecho sentir culpable por no participar de algunos grupos; en otros me había sentido amado, pero ninguno me había proporcionado la sensación de ser crucial para su bienestar.

En cualquier caso, cuando comenzó la ceremonia, Amy y yo nos sentamos en silencio con un pequeño grupo de personas compuesto por el equipo del marido y la mujer, sus amigos o hermanos y varios miembros más de la aldea que estaban ahí por motivos desconocidos. La mujer leyó de algún libro sagrado, tal vez el Corán. Mientras leía, se puso a medio cantar y después de unos minutos, entró en trance y comenzó a rodar por el suelo, permitiéndose seguir su cuerpo-que-sueña. Éramos clientes de brujos que estaban sondando las profundidades de sus almas y cuerpos. A pesar de haber cuidado a tantas personas, toda la comunidad se fue reuniendo para apoyarnos mientras avanzaba la ceremonia. Nosotros estábamos más que conmovidos. Incluso los niños pequeños estaban ahí, los que al día siguiente tomarían nuestras manos y nos mostrarían con orgullo el lugar donde nadaban, un río lleno de animales salvajes y vegetación totalmente desconocida para nosotros. Mientras los sanadores cantaban y rodaban, me sentí apoyado y renovado en mi trabajo.

La comunidad de psicología en la que había crecido menospreciaba a los terapeutas interesados en experiencias grupales, y por tanto, desde mi propia debilidad, a veces me había sentido culpable de proponer la participación en grupos a los individuos con los que trabajaba. Ahora me daba cuenta de lo importante que era la participación. Las mujeres de la tribu de más edad tomaban nuestras manos en la oscuridad de la tarde, confortándonos antes de ir al encuentro con lo desconocido. La luz tenue de las antorchas llenaba la cabaña de amor y compañerismo. Toda la aldea participó, apareciendo con caras sombrías y respetuosas, todos esperando ser sanados por lo que fuese que tuviese lugar ahí.

Mientras los brujos cantaban y bailaban, dos «hermanas» que hasta ese momento habían sido participantes silenciosas del círculo rodaron hacia el centro, moviéndose extáticamente en estados de trance. A los sanadores les cambiaba el rostro al adentrarse en espacios desconocidos. Dejaban que sus propios procesos les guiasen mientras se movían impredeciblemente alrededor del círculo. Mientras la mujer cantaba y gruñía, el hombre se movía rápida e impredeciblemente, sus manos psíquicas realizaban cirugías en los clientes pasivos. Utilizaba un cuchillo rápido y afilado, con el que extraía cosas de los cuerpos sin hacer ninguna incisión ni derramar una gota de sangre.

Estábamos pasmados y aterrados ante su destreza, y también aliviados de sentirnos como en casa en un lugar tan extraño. Nunca sabremos exactamente de que sufrían las demás personas. Lo que sí sé es que yo estaba enfermo del corazón por una falta de conexión con lo invisible. Nuestros cuerpos necesitaban la ceremonia de honra al espíritu, la segunda atención, lo inusual, lo desconocido.

Para recordarme a mí mismo, necesito contacto con mis hermanas y hermanos africanos, con tradiciones nativas americanas, maestros japoneses, profesores hindúes y adivinos aborígenes. El cuerpo necesita el poder, el miedo y las experiencias asombrosas que provienen de una comunidad amorosa. Sin tales experiencias, la vida cotidiana se pierde algo que le da razón de ser a su existencia.

La capacidad de esta pareja para realizar sanaciones milagrosas era impresionante, pero lo más sanador era su visión del mundo, que colocaba lo desconocido en el centro de la vida comunitaria. A pesar de que todas las personas cargamos problemas difíciles de solucionar, los escondemos o nos sentimos inferiores debido a ellos. Con esa actitud, relegamos al espíritu a visiones nocturnas.

Hoy en día, hay africanos modernos que viven en grandes ciudades como Nairobi y se avergüenzan de sus sanadores nativos por lo que aunque todavía creen en ellos, dudan en mencionarlos. Pero todos necesitamos a estos sanadores, y ahora más que nunca. Sin ellos, tendemos a olvidarnos y a avergonzarnos de nuestra conexión secreta con el espíritu desconocido de la vida. La vida comunitaria necesita el espíritu que, a través de la figura del chamán, la centra y la facilita su experiencia crucial, el sanar a sus miembros mediante el arte de soñar juntos.

Los chamanes sanan recordándonos el cuerpo-que-sueña. Ejemplifican la conciencia y el baile del espíritu. Los sistemas arcaicos del éxtasis, centros vitales de la comunidad, dan la vida a los pueblos. La tradición de la sanación comunitaria, la idea de que el sufrimiento de una persona es parte de toda la comunidad, crea calor humano y contacto. Sin los bailarines del trance, un grupo de personas se convierte en una entidad abstracta y sin sentido, en una ciudad cuyos miembros son obligados a cumplir deberes vacíos. Nadie puede llevar una vida sin sentido por mucho tiempo ni tolerar ciudades que carecen de propósito.

Una nueva perspectiva de tu ciudad natal

Según del chamán, en la ciudad el espíritu está en todas partes, esperando para bailar. El chamán te aconsejaría que no te sientas mal si en el trabajo encuentras a las personas de tu alrededor aburridas o inaguantables; son los espíritus que, como animales salvajes, te provocan para que alcances tu totalidad. Al tener problemas alguna gente, te ves forzado a sondear las profundidades de ti mismo.

La selva aborigen está llena de espíritus, pero tu actual ciudad también está llena de fantasmas ignorados. El mundo está lleno de personas y de fuerzas cuyas señales no seguimos o nos pasan desapercibidas. Cada cuerpo-que-sueña comunitario está compuesto de personas, cosas y espíritus. Los negocios cotidianos no consisten únicamente en personas intentado hacer dinero, sino en guerreros luchando por la libertad.

Este puede ser el motivo por el que tienes sueños extraños sobre tus colegas y por qué esperas en vano que tus líderes o jefes sean guerreros, maestros o sacerdotes. Buscas un nuevo mundo, un lugar donde la iluminación es el proceso de trasfondo tratando de ocurrir en las actividades diarias. En este lugar común y especial, tú y todos a tu alrededor estáis soñando, intentando encontrar la senda del corazón y un aliado dentro de las tensiones y los conflictos en las relaciones. La ciudad de hoy está poblada no sólo por gente sino también por poderes perdidos y vacíos vagando sin propósito por las calles. En las áreas de la ciudad dominadas por el crimen y la violencia, debes desarrollar tu cuerpo del chamán para sobrevivir. En las zonas conflictivas nadie lo logra a no ser que lo hagan todos.

Ahora estoy recordando una conferencia reciente en Orgeón. Varios cientos de personas de todo el mundo se habían puesto de acuerdo en estudiar resolución de conflictos; cómo convivir uno con el otro. Recuerdo especialmente el comienzo del seminario.

De repente alguna gente criticó a los organizadores de la conferencia por anunciar ciertos eventos que no fueron capaces de llevar a cabo; la intensidad subió. Los críticos presentaron su queja y los organizadores se disculparon. Sin embargo, por algún motivo, el conflicto seguía presente. De repente, un afroamericano se levantó y pidió en voz bien alta sus «cuarenta acres y una mula». La sala enmudeció.

Aunque esta conferencia tuvo lugar en los Estados Unidos, poca gente sabía que el gobierno de EE.UU. había prometido a cada esclavo liberado cuarenta acres y una mula después de la Guerra Civil Americana, pero nunca había cumplido su promesa. Entramos en cuestiones no cerradas del pasado. La conferencia se convirtió en una comunidad al cambiar de marcha, por así decirlo, al enfocar su segunda atención en la represión racial y en el conflicto entre el gobierno de EE.UU, los americanos blancos y los americanos africanos. Los americanos africanos querían que se les pagase la deuda.

Con la aparición de este tenso conflicto interracial, aparentemente surgido de la nada, el conflicto original sobre la organización desapareció. Esto ocurrió un año antes de las manifestaciones ciudadanas en Los Ángeles, cuando la gente afroamericana se reveló en respuesta a un trato injusto. La promesa incumplida de la organización actúo de catalizador hundiéndonos en picado a otra realidad, la cual sería experimentada por toda la nación un año después. Un futurista o un brujo podría decir que el afroamericano había seguido su cuerpo-que-sueña, poniéndonos a todos donde necesitábamos estar, en el dolor y el trauma de la desigualdad e injusticia racial.

Se expresaron varias opiniones, sentimientos y posturas, pero el problema no se relajó hasta que alguien tomó la posición afroamericana congruentemente y habló con emoción del dolor de ser un afroamericano en la América blanca. «Muchos de vosotros habéis sufrido por culpa de vuestros padres y todavía os quejáis hoy. ¿No es así? Entonces no esperéis que una persona abusada cuya raza ha sido oprimida durante siglos deje de quejarse. El sufrimiento al que nosotros, los negros, hemos estado sometidos es antiguo. Y todavía tenemos dolor y rabia, no sólo por el pasado, sino porque ahora mismo todas las personas de la sala piensan que deberíamos olvidar nuestro dolor y tirar adelante. Estamos furiosos porque todo el mundo odia escuchar el dolor y nadie está dispuesto a pagar lo que se debe.»

Eso fue suficiente. Todo el mundo comprendió que el dolor de los afroamericanos, el dolor de todos, no viene sólo del pasado, sino del presente, del modo en que todos ignoramos el sufrimiento y criticamos al sufridor por no progresar por encima de su dolor. Sólo puedes seguir adelante cuando aceptas el dolor y sitúas su causa en el presente.

El sufrimiento había sido un tema prohibido hasta que esa persona habló de la agonía de los afroamericanos. Pero tan pronto fue representado, dejó de ser un fantasma ignorado y hambriento, para convertirse en un espíritu vivo que animaba y unificaba. En ese momento todo el mundo estaba enfermo y, al mismo tiempo, algo fue sanado. Todas las personas presentes fuimos parte de la misma tribu, guerreras enfocando nuestra segunda atención en el mundo mientras soñábamos juntas.

Poco después, apareció otro problema. Varias mujeres judías se enfrentaron a un participante que había estado en el ejército de Hitler durante la Segunda Guerra Mundial. El hombre se defendió todo lo bien que pudo pero finalmente admitió que amaba a Hitler porque Hitler le había prometido al pueblo alemán una salida de la miseria y la pobreza. «Hitler mostró la fuerza que nadie había tenido para romper la depresión creada por el Tratado de Versalles», dijo. El amor de este hombre hacia Hitler dividió al grupo y su cuerpo-que-sueña se convirtió en la Segunda Guerra Mundial. La gente tomó partido y habló de la rabia y el dolor. Algunos se pusieron tan furiosos que amenazaron con linchar al hombre mientras otros suplicaban clemencia.

A muchas personas, especialmente de ascendencia europea, no les gusta el conflicto y tratan de evitarlo. Por tanto, huyen del tipo de desarrollo donde surge dolor y conflicto. Sin embargo, inconscientemente quieres conflicto; sabes que está presente, es por eso que la guerra ha sido tan central para tantas culturas durante miles de años. Es una de las pocas cosas que quedan que hace que todo el mundo entre en trance, juntos.

Pero hay mejores maneras de «disparar» que con armas. Un grupo en el que todas las personas están alteradas es como un mundo en guerra: el malvado es el enemigo a abatir. Tratamos de resolver el conflicto con el soldado de Hitler de una manera civilizada. Algunos hablamos por él, otros contra él. Pero no parecía haber ningún final posible, porque nadie quería admitir que él o ella habían hecho o podrían hacer algún día algo malvado. La maldad era una ficción en la imaginación de todos, un fantasma proyectado en esta persona como un espíritu en el aire. El hombre había dado motivos suficientes para esta proyección. Gritarle, sin embargo, no mataría los prejuicios y castigarle tampoco traería de vuelta a los muertos.

Finalmente un suizo desarrolló su segunda atención, percibió el proceso secundario que faltaba, el alma del grupo, y se adentró profundamente en ella. Habló con lágrimas en sus ojos. «Yo soy de los culpables», dijo. «Era un niño de una familia suiza que vivió durante la Segunda Guerra Mundial, y algunos de nosotros apoyamos a Hitler entregando a judíos en la frontera. Muchos de los que entregamos fueron enviados a campos de concentración y fueron asesinados. ¿Cómo puedo pagarle al mundo la deuda de ser culpable al ser partícipe? Soy culpable, muy culpable.»

Su expresión de culpabilidad y tristeza deshizo el hechizo. Ese grupo se volvió a unir porque la segunda atención y el abandono controlado de alguien nos condujo al fantasma que faltaba. Alguien tiene que tomar responsabilidad por los problemas de hoy y ayer; si no se hace, la maldad es un fantasma incorpóreo. Esta enorme comunidad se redujo de tamaño y se volvió íntima, al menos por un momento.

El mundo que sueña junto se convierte en comunidad si alguien con el cuerpo del chamán supera los límites culturales y expresa, con abandono controlado, lo desconocido. Esa persona debe utilizar su segunda atención y la capacidad de soñar juntos, para ayudar a la ciudad a experimentar con lo desconocido, permitiendo que eso la mueva.

En la misma conferencia, cuando gais y lesbianas hablaron de haber sido brutalmente rechazados por las reglas sociales, nadie quería admitir sus prejuicios y reacciones homófobas a las relaciones homosexuales. Finalmente, de nuevo, alguien encontró una parte de sí mismo que era homofóbica y dijo claramente que estaba en contra de los gais: traía el estúpido prejuicio que ponía neuróticos a los gais y las lesbianas. El hombre abandonó su historia personal de ser un pensador liberal y alternativo y se convirtió en el prejuicio que estaba en el aire.

Creó reacciones violentas y un espacio despejado. Las personas hablaron de los prejuicios y la inconsciencia. Aparecieron ideas sobre cambio político y homofobia. No podía existir una solución sin una mayor conciencia política de las cuestiones tratadas. Lentamente el grupo de varios cientos de personas comenzó a sentirse como una ciudad en la que yo podría vivir, un lugar donde lo callado podía decirse, donde el dolor y el sufrimiento estaban presentes y eran escuchados y sentidos. Del mismo modo en que nuestros sanadores de Mombasa habían buscado los espíritus problemáticos que nos estaban molestando, el grupo buscó los fantasmas insoportables en este trasfondo tenso. Soñar juntos crea una unión momentánea más allá de la diversidad.

Las figuras, sueños, fantasmas, y espíritus inconscientes no provienen únicamente de los cuerpos humanos, sino también de la tierra. Podemos esperar que espíritus genius loci, o espíritus de la tierra, de todo el mundo también se rebelen. Según James Swan, en Delfos, Grecia, donde Gaia era reverenciada en la antigüedad, una fábrica de aluminio amenaza con contaminar el entorno natural[35]. Las tribus indígenas están disgustadas por la muerte del espíritu de las selvas tropicales. A los masáis ya no se les permite hacer sus rituales en el Monte Kilimanjaro, en Tanzania, y los aborígenes australianos están furiosos porque los turistas pueden escalar el monte Uluru, su roca sagrada; aunque esos mismos turistas no escalarían el tejado de una iglesia. Los nativos americanos están luchando contra los leñadores porque los gobiernos de EE.UU. y Canadá construyen carreteras sobre territorios nativos sagrados.

Para un brujo toda la tierra es un lugar sagrado, lugar que los demás descuidan. No se toman suficientemente en serio los eventos impredecibles de la tierra. No sólo se descuida el medio ambiente, sino que en todas partes el espíritu del lugar pasa desapercibido por la segunda atención. Incluso calles sucias en ciudades modernas lle-

---

35   Swan, *Sacred Places* («Lugares sagrados»).

nas de rascacielos y suciedad, donde millones de personas preparan sus camas para la noche, pueden ser lugares de poder además de cavernas de sufrimiento abismal. En dondequiera que camines por la tierra, está lo sagrado y lo mundano.

Por ejemplo, todo el mundo está horrorizado con Mumbai, una ciudad con un mucho sufrimiento. En algunos rincones de Mumbai viven tantas personas que Times Square en Manhattan parece vacío en comparación. Personas extremamente pobres piden dinero por todas partes. Según India Times, en ciertos momentos del año unas quince mil personas empobrecidas del campo invaden cada semana las barriadas de Mumbai. Las gentes pobres e infelices que viven en la calle de Mumbai se lanzan sobre los turistas, que sólo pueden sobrevivir ahí por un momento. La pestilencia y la penuria de algunos rincones son tan intensas que las únicas reacciones razonables son la filantropía, la disentería y el horror.

No obstante, hay algo en el calor humeante y la niebla de Mumbai que te toca, algo que te da otro punto de vista sobre la pobreza extrema. A pesar de sus problemas, o quizá debido a ellos, normalmente sorprende la poca violencia en las calles de la ciudad. Actualmente, la colisión entre los musulmanes y los hindúes está cambiando esto, pero, ¿por qué en otros momentos Mumbai ha sido tan tranquila? ¿Es por la filosofía hindú del karma? El concepto del karma también puede llevar al tipo de pasividad que permite que haya pobreza.

Pero las escrituras hindúes tienen algo más convincente que la actitud de laissez faire del karma. La India acepta al mendigo como muestra de los problemas psíquicos y sociales, como la sombra de la ciudad, un recordatorio dramático de los efectos del karma. El mendigo transmite un mensaje: «examina tu vida y mejora tu situación o también tú tendrás este aspecto dentro de un tiempo».

Creo que el mensaje es aún más complejo. Algo especial mantiene unido a Mumbai. Amy y yo llegamos ahí poco después de estar en Sudáfrica. La pobreza de la ciudad era insoportable, pero comparado a lo que acabábamos de ver en Ciudad del Cabo (en 1990, antes de que el estado de apartheid fuese desmantelado) Mumbai parecía más feliz, aunque más pobre. La libertad juega un papel importante en la felicidad de las personas felices. Amy y yo nos sumergimos en esta libertad y dejamos que el campo de Mumbai nos invadiese. Vivir en Mumbai significaba dejar que nuestros cuerpos-que-sueñan se unieran a los problemas pero también a los poderes de esa ciudad ancestral.

Mientras estábamos ahí, Amy sufrió la fiebre miliar más increíble que hayamos visto nunca. Decidimos trabajar en sus verdugones utilizando el cuerpo-que-sueña antes de ir al hospital. Se adentró en la sensación de sus sarpullidos y experimentó garras salvajes arrancando su piel. Vio la imagen de un tigre, y al moverse y sentir el tigre en su cuerpo, se dio cuenta de que contenía sus propias reacciones rechazadas a una rincón concreto de Mumbai, que olía tan mal que se había puesto enferma. Con valentía, se permitió jugar con el tigre, reaccionando contra los hedores y transformando finalmente sus reacciones en una danza gloriosamente feliz y extática.

Al adentrarse en la miliaria, emergió su aliado, el tigre. Se sintió mejor de la piel al comenzar a gruñir y gritar las opiniones y pensamientos desagradables y apestosos que había estado reprimiendo. Decidió compartir algunos de estos pensamientos con sus amigos en Mumbai. Por un tiempo, sus relaciones fueron difíciles, pero sus verdugones mejoraron drásticamente en unos minutos. La ciudad era el terreno de caza donde había encontrado al monstruo Kali, la fiera diosa de las calles.

El templo Mahalakshmi

El día que Amy y yo aterrizamos en Mumbai, estábamos mareados por el jet lag, el cambio de altitud, el humo y la niebla. Sin deshacer las maletas, nos pusimos ropa de correr y seguimos nuestro estado similar a un trance por las calles más prohibidas, hacia un río de personas y tráfico. Nuestros cuerpos-que-sueñan fueron nuestro mapa, guiándonos en la dirección de menor resistencia y máximo peligro.

Dependíamos de nuestros cuerpos para encontrar las escenas más duras y con más energía como indicadores del camino. Pronto nuestra ruta comenzó a serpentear a través de callejones abrasadores hasta el mar, pasando por vendedores que gritaban y encantadores de serpientes. Un entusiasta de serpientes dejó que su serpiente sacase la cabeza y nos sisease. Nuestro estremecimiento indicaba que estábamos en el camino correcto.

Donde el callejón se abrió de repente al Mar Arábigo, había personas lanzando flores y frutas al agua como ritual de sacrificio. Miramos, escondiéndonos detrás de los devotos. A lo lejos, un viejo extraño de piel totalmente negra, vestido todo de blanco, con una impactante barba blanca, estaba saludando a algo invisible en el aire. Sus gestos violentos se correspondían a sus ojos salvajes. Sus movimientos eran extáticos mientras gesticulaba constantemente hacia el cielo. Estaba hablando solo. La vida de la ciudad, tal y como la representaba este hombre, nos parecía mejor a cada momento.

Yo estaba observando al hombre cuando él se dio la vuelta de repente y me miró de vuelta desde lejos. Pregunté a un devoto que hablaba inglés quién era ese hombre. Fui advertido de que era un loco. Pensé que tenía un aspecto magnífico. Alguien como él sería arrestado y puesto en una institución mental en Europa o Estados Unidos, pero no parecía más peligroso que algunas personas con las que había trabajado.

Quería conocerle. El viejo debía ser telepático, pues se giró hacia mí en ese momento y vino a donde yo estaba. Quizá pensó que también estábamos locos. Un devoto cerca de nosotros nos tradujo tímidamente el hindi del hombre al inglés. Con una amplia sonrisa y moviendo sus manos en movimientos de danza hacia el mar el hombre dijo, «Los mares salen y los mares entran. Ahora es marea alta, pronto será baja. Debemos ofrecer lo que tenemos al Grande que vive no sólo en el mar sino también bajo la tierra y en el cielo».

Estas afirmaciones no sólo me convencieron de que estaba cuerdo, sino que confirmaron la impresión original de que había algo especial en él. «Dios está en todas partes» proclamó en hindi, gesticulando con sus brazos extendidos hacia los cielos. «Nosotros también lo notamos», respondí. Después de observarnos por unos momentos, le dijo al traductor que podía ver que teníamos nuestra propia tradición espiritual y sin embargo seguíamos los mismos dioses que él. Balbuceé en respuesta que él debía ser un visionario. «No» insistió, continuando en la misma línea. «Mis oídos son de Shiva, y mis ojos son los ojos de Shiva. Sólo informo sobre lo que oigo y veo. No soy yo, sino dios quien habla».

Dijo todo esto con su vestimenta blanca batiendo en el viento de la orilla en ese día caluroso. Habló de un modo tan auténtico y cálido que sentí que las calles de Mumbai nos habían bendecido con un nagual, un maestro sabio. Sonrió y se dio la vuelta lentamente con la cabeza en alto, gesticulando de nuevo a los cielos. Rio, y el mundo a su alrededor parecía sonreír al convertir el caos y desorden de Mumbai en oro.

«Todo es Shiva», dijo, y comprendí que cada negocio, grupo y ciudad es una experiencia espiritual esperando a ser apreciada. Al abandonar la orilla, descubrimos que el espíritu que habíamos estado siguiendo ese día nos había llevado al templo Mahalakshmi y que el hombre era su sacerdote.

«Todo es Shiva», había dicho el sacerdote. La vida comunitaria, incluso aquella en la que estás, también es dios. Shiva, dios de la conciencia, es una imagen de la percepción de la tierra, es la mente del grupo en pequeños encuentros y en conflictos internacionales, el cuerpo-que-sueña global. La búsqueda de este cuerpo da sentido a la locura y al caos que te rodea. Desde esta perspectiva, el mundo es un lío, a la vez que es un inmenso clan de guerreros, una casa de locos en la que todos nos molestamos y provocamos para alcanzar la libertad.

Ejercicios

1. Plantéate poder soñar con tu comunidad y adentrarte en una experiencia de grupo transformadora. Escoge uno de los grupos en el que estás y pregúntate que sentimientos, pensamientos y estados de ánimo tienes en relación al grupo. ¿Chismorreas sobre tus amigos? ¿Qué dices en privado sobre los demás?

2. Los fantasmas son facetas de personas sobre las que chismorreas pero que nadie representa directamente. Imagina un

fantasma, una figura detrás de tu chismorreo. Imagina los celos, el poder, la ambición. ¿Qué aspecto tiene tu fantasma? Haz que tu cara se parezca a su cara. ¿En qué momentos eres poseído por ese fantasma?

3. ¿Qué conflictos de tu grupo relacionado a este fantasma están intentando aparecer?

4. Imagínate que tú o alguien interpreta a este fantasma durante una reunión. ¿Qué ocurriría? ¿La gente se sorprendería? ¿Se alegraría? ¿Se enfadaría? Interpreta completamente al fantasma prohibido.

5. Ahora, como posibilidad creativa, considera que tu grupo tiene otro espíritu, una figura mítica que está intentando despertar a las personas. ¿Qué aspecto tendría este espíritu?

6. Imagínate a tu grupo uniéndose. Considera que aspecto podría tener el grupo si estuvieran presentes tanto el fantasma del chismorreo como el fantasma que intenta despertar a las personas. Analiza estos espíritus. Mejor aún, intenta bailar como lo harían estos fantasmas. Experimenta con moverte y hablar como ellos, o presenta una breve pieza de teatro. Cuando hagas esto en público, pídeles a las demás personas que al comenzar esta danza se unan a ti en el soñar. Algunas puede que dancen la parte de uno de los fantasmas, otras del otro, y los fantasmas pueden interactuar, entrar en conflicto y jugar.

13

Fantasmas y personas reales

En el primer capítulo mencioné que don Juan le dice a Castaneda que el espíritu determina cómo te identificas a ti mismo, ya seas una persona común, un cazador o un guerrero fluido. Don Juan dice que cuando dejas de dudar sobre la realidad del espíritu, el espíritu cambia, posibilitando que utilices la segunda atención. En última instancia es el espíritu el que decide mover tu punto de anclaje, es decir, la manera en que te encajas o construyes a ti mismo. Sin la ayuda del espíritu puedes tener conocimientos sobre el chamanismo, pero ser incapaz de utilizarlos en tu vida.

En algunos de mis maestros pude experimentar el espíritu que me movía. Se llamaban a sí mismos con distintos nombres. Eran terapeutas, médicos, brujos, chamanes y gurús, pero todos representaron para mí el crucial papel del espíritu.

Estos maestros me fascinaban; me estimulaban y me hacían ir de aquí para allá, confundían la imagen que tenía de mí mismo y lo que consideraba real. Los que recuerdo tenían poder personal; eran místicos, extraños e insoportables. También he experimentado y amado a otros maestros pero parece que los he olvidado.

Sanadores y Maestros

Recuerdo mi primera experiencia con el nagual en la persona de Joan, una mujer que apareció de repente de la nada, a finales de los sesenta. Un día, mientras trabajaba en mi pequeña oficina frente al lago de Zúrich, sonó el teléfono. Lo atendí y la voz al otro lado dijo, «Hola Sr. Mindell, me llamo Joan. Por favor, no cuelgue. Le estoy llamando del aeropuerto de Zúrich. Jesús, mi ayudante espiritual me dijo que fuese al aeropuerto de Nueva York y esperase a alguien que me diese el dinero para tomar un avión».

Me explicó que fue al aeropuerto Kennedy y espero ahí durante unas horas hasta que efectivamente alguien le dio el dinero para un pasaje de avión. Ahora se encontraba en el aeropuerto de Zúrich, y Jesús le dijo que abriese la agenda de teléfonos y llamase al primer número que encontrase. Por eso estaba ahora hablando conmigo por teléfono.

Me quedé sin palabras, no sólo por encontrarme en medio de una sesión con un cliente, sino por lo fantástica que era su historia. Le dije que le haría un hueco y la estaría esperando cuando llegase. Una hora después estaba sentada en mi oficina, contándome que su espíritu quería que yo comenzase a escribir libros. Protesté aduciendo que sólo tenía 28 años y recién estaba acabando los estudios. Estaba convencido de que no tenía nada que decir. Joan ignoró mis protestas y me dijo simplemente que su espíritu insistía en que escribiese. Nunca había estado interesado en escribir, pero ella me dijo que escribir curaría mi mayor problema. Me reí y el dije que mi mayor problema era una enorme deuda financiera. Ella estaba callada y entró en trance. Cuando habló unos minutos después ignoró mi problema y dijo que no debía prestar tanta atención a lo que hacían mis colegas y centrarme en mi propio trabajo. Me gustaba mucho lo que decía pero dudé de ella. Decidimos volver a vernos otras veces.

Una mañana vino a mi oficina y ocurrió un cambio transformador. Me dijo que su espíritu había dicho que debía dejar de jugar conmigo mismo por la noche. Me puse furioso y negué estar haciendo eso, aunque era cierto. De todas maneras, desde entonces me tomé a su espíritu en serio.

Nos vimos con Joan unas diez veces antes de que se fuera de Zúrich. Diez años después apareció mi primer libro, *The Dreambody* y poco después surgieron de la máquina de escribir otros libros que su espíritu había predicho. Los libros me dan poco dinero, pero las conexiones que han creado con gente de todo el mundo me han enriquecido más allá de lo que nunca habría imaginado. Además, Joan me dijo cosas en Zúrich sobre mis relaciones que me habían parecido ultrajantes en ese momento, pero que se demostraron ciertas años después.

Veinte años después de nuestro último encuentro en Zúrich, Joan reapareció de pronto. En esta ocasión me encontró en una cabaña de un lugar remoto del Noreste Americano. Llamó a la puerta y entró diciendo que había encontrado la cabaña siguiendo a un águila. Pasó por delante de mí, vio a Amy y la abrazó, llamándola por su nombre sin haber sido presentadas. Después se sentó y me contó con prontitud que me había visto en la entrada de un juzgado luchando por nuevas formas de educación. Siempre ha estado muchos pasos por delante de mí. Quizá tarde otros veinte años en darme cuenta de esa visión educacional.

El mensaje que recibí de Joan fue que en la vida hay más que quien yo que creía ser. Fui atraído, confundido, incluso iluminado por ella. Cuando ella estaba cerca, yo me sentía con tanta energía que podría haber corrido kilómetros. Soltaba chispas. ¡Menuda pareja que formábamos!

Pero las cosas no eran perfectas entre nosotros. Yo, como la mayoría de terapeutas, necesitaba claramente un empujón. Pero quizás, como algunos chamanes, el talento de Joan era escuchar a los espíritus y no escuchar a las personas. Me parecía que cuando no seguía o no comprendía los mensajes de su espíritu, ella (no su espíritu), intentaba forzarme a obedecer. Yo no era ningún ángel; era todo lo testarudo que se puede ser. Estaba demasiado apegado a mi propia historia personal, y necesitaba a alguien que fuese capaz de despertarme a mis propios poderes de transformación, que me ayudara a convertirme en guerrero. Necesitaba a alguien que empujase mi punto de anclaje. Pero en lugar de ayudarme a cambiar, su agresividad y su falta de interés por mi yo cotidiano me quitaban las ganas.

Cuanto más dura se mostraba, menos hechizado estaba con ella. Dominaba unos poderes increíbles, pero a pesar de su conexión con el infinito, me parecía una víctima de su propio y único camino. Para mí, su insistencia en este único modo de hacer las cosas la hacía ordinaria. Como pasa a otra gente que está fuera de la senda del corazón, estaba poseída por el mismo espíritu que sanaba y ofrecía conciencia a los demás. Era una guerrera ganadora que estaba perdiendo la batalla contra la yerba del diablo, una salvadora que no había oído el mensaje de su propio espíritu. Recordé las advertencias de don Juan acerca de que la gente se convierte en «fantasma» cuando queda hipnotizada por el sentido común, por las creencias de otras personas, o por el espíritu mismo.

Gurús

Swamjii, un gurú de la India, era más completo que Joan y los médicos brujos en sus descripciones verbales de los acontecimientos mágicos. Tenía mucha magia y un montón de pronósticos negativos acerca del futuro de nuestro mundo. Shiva, dijo, era el campo del mundo. Si Shiva estaba en tu contra quizá podrías sobrevivir pero si el gurú estaba en tu contra nada podía salvarte. Una de las frases inscritas en el ashram rezaba que el discípulo no debía escoger otro maestro.

Estas afirmaciones no eran del agrado de Amy, pues ella desconfía de los procedimientos no democráticos. Yo entendía las advertencias filosóficamente, como una voz de la antigua India recordándonos que el facilitador es tan importante como el espíritu. Aun así, temía que el gurú pudiese ser un fantasma y no una persona real.

Cuando llegamos al ashram después de horas de viaje fuimos directamente a la sala de meditación. A pesar de mis aspiraciones espirituales, caí dormido en una esquina. Amy me oyó roncar y me llamó para despertarme. El gurú, según parece, interrumpiría su rutina tradicional y aparecería en la tarde, en lugar de esperar hasta el anochecer. Yo amaba su naturaleza impredecible. Me recordaba a don Juan, quién decía que el cazador caza a su presa porque no es como ella, no está fijado en rutinas pesadas e inflexibles.

El gurú salió de sus aposentos privados e hizo que nos llamasen para hablar con él. Más tarde, dos de sus discípulos nos dijeron que había hablado más con nosotros de lo que había hecho con ninguna otra persona en los quince años en que lo conocían. Me conmovió su interés por nosotros.

Le conté al gurú mi necesidad de renovación y de coraje para mi trabajo en el mundo. Me respondió que la manera más rápida de alcanzar la iluminación era el servicio, no la meditación. Estábamos en frente de alguien que vivía en un estado meditativo de desapego del mundo, pero que recomendaba servir a la gente. Con su actitud, me sentí inmediatamente en casa.

Pero la imposición del gurú me incomodaba. Nadie puede conocer a otro ser humano, pero (a pesar de esto) tuve la sensación de que él no estaba desapegado ni estaba creciendo. ¿Acaso yo era un simple hombre moderno que esperaba lo imposible de una persona cuya vida estaba basada en una tradición de tres mil años de antigüedad? Intenté permanecer abierto y recordé que la India moderna tenía conexiones profundas con los tiempos austroasiáticos y aborígenes[36]. Aunque él era un brujo sin miedo y un ser humano valiente intentado llenar la posición vacía de elderazgo en un mundo falto de élders; también era un fantasma, una persona real con el potencial de crecer hasta la plenitud sin identificarse como tal. ¿Por qué esperaba que fuese distinto? ¿Cuándo dejaré de buscar maestros y pasaré a descubrirlos en mí mismo o en la comunidad como un todo?

En cualquier caso, según la interpretación del gurú de los textos ancestrales, los individuos u organizaciones sólo pueden sobrevivir si alguien como el gurú está presente. El significado simbólico de esta afirmación es que, sin un facilitador chamánico, los procesos individuales o grupales pueden no desplegarse constructivamente. En ningún lugar hay los suficientes chamanes con segunda atención para captar dobles señales o practicar el abandono controlado. Nunca hay bastantes personas lo suficientemente humildes para ayudar al resto de gente a entrar y salir de los espíritus del campo.

---

36   Mircea Eliade, en su libro *Yoga*, analiza las conexiones entre la India moderna y los tiempos aborígenes (vestigios de la civilización Austroasiática y los pueblos preariyano y predravídico).

Por tanto, sólo se puede sobrevivir como individuo u organización si alguien, o un grupo, se comporta como un élder sabio.

Los gurús tratan de despertar tu espiritualidad potencial pero, a veces, su comportamiento personal bajo la influencia de la tradición mina tu confianza. Si un maestro o maestra se toma a sí mismo demasiado en serio, se convierte en un fantasma que dice a los demás lo que tienen que hacer. No obstante, quizás esos maestros espectrales sean los mejores maestros, recordándonos que la verdad tiene que ser descubierta de nuevo una y otra vez, constantemente, a cada momento.

Sanadores Keniatas

Los sanadores keniatas que mencioné en el capítulo 12 tenían ventajas en comparación con Joan y Swamiji. Vivían en una comunidad que creía en ellos y que no tenía ninguna historia escrita a la cual obedecer. Joan vivía en el mundo occidental. Cada cosa que los sanadores keniatas hacían era comunitaria e interactiva, además de estar llena de nagual. Por ejemplo, la sanadora accedió a curarnos sólo después de habernos preguntado si realmente lo queríamos y si estábamos preparados para su sanación. Insistió a pesar de nuestra aprobación. Su desapego me dio esperanzas de que ella era una verdadera guerrera y una visionaria. Conté en el capítulo 12 como esta bella mujer cantaba y tatareaba hasta alcanzar un trance increíble mientras su marido y su hijo tocaban instrumentos musicales. Había otras personas presentes, incluso discípulos que estaban aprendiendo el arte de los médicos brujos. Dijo que su hijo también era considerado un estudiante. Todos estábamos aprendiendo juntos.

Después de algunos minutos, la mujer y los aprendices habían caído al suelo en trance. Sin embargo el sanador había vuelto a la realidad ordinaria y nos preguntó de nuevo si queríamos ir más lejos. Nuestro traductor explicó que ella estaba diciendo que la medicina occidental no podía ayudarnos con lo que nos estaba molestando. Necesitábamos un tratamiento especial. Yo estaba preparado para hundirme en la ceremonia de sanación, y Amy, tras un momento de vacilación, también asintió.

Tanto el hombre como la mujer comenzaron a cantar y sumergieron a todos los presentes en una ensoñación profunda. La mujer y otra gente entraron en trance de nuevo, chillando y rodando por el suelo de la habitación. La escena me recordaba a algunos de nuestros talleres sobre estados alterados y me hizo sentir en casa. Pensé que lo que hago con la gente pudo originarse aquí. Parece que vivir el cuerpo-que-sueña es una experiencia transcultural, unificadora, a través de la cual podemos entender a los demás y ser entendidos.

De repente, la mujer alcanzó la mayor profundidad de su trance y el marido de la sanadora y su hijo se alarmaron. Comenzaron a preguntarle cosas en Swahili, pero ella no respondía. Nuestro traductor nos dijo que la chamana había ido demasiado lejos en su trance y había perdido el contacto con la realidad. Su marido e hijo se asustaron e intervinieron poniendo música romántica para traerla de vuelta a este mundo.

Nos quedamos pasmados al enterarnos que, en ese sistema, al igual que en el chamanismo Yaqui, ahogarse en el nagual era considerado incorrecto. Confundir a personas reales con espíritus invisibles estaba estrictamente prohibido. Aquí había alguien en quién podíamos confiar. La mujer trataba con espíritus sin querer ser arrastrada por ellos. Podía amar a personas pero separarlas de los espíritus en el aire. Dominaba la vida cotidiana, pero podía abandonar el mundo para entrar en estados de trance y hablar de ellos después. Para mí, era una verdadera y eterna maestra a la vez que una persona real.

En cualquier caso recobró la conciencia y nos contó sus visiones. Había visto a los malvados que nos molestaban y empezó a describir nuestros mayores problemas en casa. Qué hacer ahora era la cuestión. Nos preguntó de nuevo si queríamos continuar. Dijimos que sí con impaciencia, pensando que ya era demasiado tarde para volver atrás. Nos preguntó en detalle sobre nuestros problemas y después decidió intervenir a nuestro favor en el mundo de los espíritus.

Nuestros sanadores nos pidieron esperar fuera de la cabaña de barro con el resto del grupo y mientras crearon una pintura decorativa de arena en el suelo de la cabaña. Pintaron la imagen de los espíritus malvados que habían visto en sus visiones. Cuando acabaron, nos invitaron a volver a entrar. Nos explicaron que el siguiente paso era crear una ceremonia para revertir los efectos malvados que nos estaban enfermando. Habían decidido pintar un dibujo en la arena de lo que se nos había estado haciendo y después revertirlo. A Amy y a mí nos ordenaron que nos sentáramos en una parte concreta del dibujo de arena, acurrucados bajo un chal. Nuestros anfitriones comenzaron a realizar cánticos, rezar y bailar. Nos prepararon medicamentos y trajeron un par de gallinas vivas. Recuerdo susurrar a Amy, «Eh, esto se está volviendo aterrador. Sentarse en el dibujo de arena está muy bien, ¿pero crees que tendremos que tragarnos esa medicina?»

El miedo se había convertido en mi límite. Pero era demasiado tarde para preocuparse por la disentería o la malaria. Uno de los chamanes se puso la medicina en la boca y después, antes de que pudiésemos resistirnos, con el mismo dedo, la puso en la nuestra. Como niños, la dejamos en nuestras bocas vacilando, y él dijo rápidamente, «¡Tragáosla!»

¡Ecs! ¡Medicina! Descubrí que sabe igual en todo el mundo. Pero la ceremonia acababa de comenzar. Se nos ordenó caminar meditativamente una y otra vez sobre la figura con forma humana dibujada en la arena, con el fin de revertir los efectos perjudiciales. Los sanadores bañaron a las gallinas en agua sagrada y después cachetearon nuestros cuerpos con las alas de las gallinas vivas. Ya sabía que las gallinas vivas eran esenciales en los rituales africanos, pero que me golpeasen con una gallina viva en la cabeza, espalda y pecho fue una experiencia para recordar.

Finalmente, después de lo que parecieron horas, se nos permitió ir a casa a tomar un agitado descanso. Milagrosamente, nos sentimos bien al día siguiente, y volvimos a la cabaña para obtener nueva medicina, que había sido preparada durante la noche, en nuestra ausencia. Nos tomamos nuestras recetas y nos sentamos silenciosamente para lo que fuese que viniese después. Para nuestra sorpresa, todo el pueblo vino para comer juntos pollo a la parrilla, las mismas aves que habían sido utilizadas en el ritual de la noche anterior. El amor y amistad de nuestra familia africana estaba presente en todas sus interacciones con nosotros. Nuestros sanadores nos trataron con calidez y afecto, dejando sus visiones chamánicas de la noche anterior grabadas en nuestras memorias para siempre.

Toda la experiencia me conmovió profundamente. Estos sanadores eran personas reales, no fantasmas. Eran élders de verdad, los cuidadores y líderes de su tribu. Dieron una moneda a todos los niños que vinieron a su cabaña para honrar a los poderes de los que provenía el poder y la «medicina». Para ellos los niños eran el espíritu detrás de la sanación. Todo el mundo era absolutamente pobre, pero el espíritu del niño y de la niña era rico y fundamental para su arte. Esa cultura alentaba a todos a vivir con lo desconocido dentro del contexto de la vida cotidiana.

Nuestros chamanes en esta comunidad eran sabios que mediaban entre las personas y los espíritus, trabajando directamente con el campo psíquico local. Al mismo tiempo, trabajaban en el pueblo en tareas de poca importancia. Nuestro intérprete nos informó que éramos los primeros no africanos en asistir a esa ceremonia. Hasta entonces esta gente sólo había trabajado una vez con una persona blanca.

Su trabajo me impresionó por muchas razones. En primer lugar, pedían constantemente nuestro consentimiento para seguir adelante. En segundo lugar, sentían que era fundamental no identificarse con ninguna realidad, ya sea el mundo de los espíritus o de las personas comunes. Sin embargo, los respetaban enormemente a ambos.

De hecho, nuestros sanadores entendían que se equivocaban cuando identificaban a sus «clientes» con los espíritus que los molestaban, como la mujer aparentemente hizo en medio de la ceremonia. Eso me impresionó particularmente. La mayoría de nosotros olvida que somos distintos de los estados de ánimo que nos poseen. Y nos olvidamos que nuestros amigos, al igual que nosotros, son distintos que sus atormentados espíritus. Este punto de vista es especialmente difícil de mantener cuando los otros te hacen daño. En esos momentos identificas a los otros únicamente por sus acciones, ignorando que lo que te causa dolor no sólo posee a esa persona, sino que está en el aire. Al olvidarlo, te olvidas de honrar a los espíritus y a las personas.

No recuerdo haber visto a ningún terapeuta occidental identificando a un cliente con su problema inconsciente sin darse cuenta y después ser capaz salir de ese esquema mental. Al parecer Jung se disculpaba si se ponía de mal humor con las personas. También recuerdo haber visto hacer eso a médicos brujos. Recuerdo a un sanador nativo americano que vivía en una tribu en Canadá y, en una discusión, perdió los nervios con los americanos por el modo como el gobierno canadiense estaba tratando a los indios. Salió furioso de la habitación donde estábamos llevando a cabo el proceso de grupo. Después volvió para disculparse por su mal humor. Obviamente, como la mayoría de lectores, pensé que su furia estaba justificada, pero sintió que había causado daño a otros, y se disculpó sinceramente. He aquí otro maestro real.

No quiero situar a estas personas asombrosas en pedestales demasiado altos, pero era conmovedor ver a este hombre y a nuestros sanadores keniatas tomar responsabilidad sobre sus estados de ánimo y los posibles efectos de esos en el mundo. Nunca he visto a nadie más considerar tan seriamente el impacto de sus estados de ánimo sobre la comunidad en la que viven, y mucho menos pedir disculpas y cambiarlos. Es como si estos sanadores se diferenciasen a sí mismos de los espíritus que los movían. Me siento amado y privilegiado por estar rodeado de gente que no sólo se preocupa de sí misma sino de lo que me hacen a mí. Este tipo de seres humanos merecen ser honrados.

Estos maestros me dieron mucho. Me despertaron al espíritu de las situaciones de grupos grandes. En encuentros de grandes grupos (y en general), nuestros puntos de vista sólo nos pertenecen parcialmente. Un punto de vista es también un espíritu del campo, el cual, tomado junto con todos los otros espíritus, completan el mundo. Mi definición de ser una persona real es estar despierto a los espíritus que te poseen y tomar responsabilidad por los efectos que esto causa sobre las demás personas.

Cuando te quedas atascado, estás poseído momentáneamente por el espíritu del rol que estás desempeñando sin darte cuenta. Como han mostrado nuestros sanadores, lo que cura estas situaciones es intervenir entre las personas y los espíritus: animar a las personas a expresar plenamente esos espíritus y moverse. Si estás poseído por un espíritu o rol específico todo el tiempo, no eres libre. Aun así, tú sólo eres el canal y no el espíritu mismo. Si escoges olvidar esto, te conviertes en un fantasma en lugar de una persona real.

En África central, donde la psicoterapia occidental ha tenido poco impacto, los métodos chamánicos son utilizados cuando la medicina occidental no funciona. El enfoque chamánico no requiere nada más del «cliente» de lo que éste puede dar. Los chamanes tienen compasión con el sufrimiento, la naturaleza espectral de los clientes, y no culpan a los clientes por ser como son. Los chamanes intentan no convertirse ellos mismos en fantasmas.

Los chamanes que nos sanaron tomaron toda la responsabilidad por su conciencia del espíritu y sólo nos pidieron un compromiso mínimo. No se requirió ninguna integración, excepto, por supuesto, la de tomar la medicina. La sanación chamánica funciona con cualquiera, incluso con aquellas personas que no están abiertamente interesadas en convertirse en guerreras. Quisimos pagar a estas personas, pero antes de aceptar ninguna cosa de nosotros, tenían que entrar en trance para sentir lo que era correcto para el espíritu. Lo que más nos sanó fue que estos chamanes eran personas reales.

Fantasmas y Personas Reales

El fantasma, a diferencia del guerrero, ignora los espectros y simplemente es poseído por ellos. Para el fantasma, todo es terriblemente serio. Cuando eres un fantasma, estás constantemente con dolor, atormentado, preocupado por el estado del mundo, atrapado en destruirlo o salvarlo.

¿Cómo te conviertes en una persona real en vez de en un espectro? Como escribí en el capítulo 6, convertirte en un cazador o en un guerrero depende del espíritu. En cada etapa del desarrollo, el crecimiento personal depende de un poder desconocido. Puedes permanecer como fantasma, o puedes convertirte en cazador por momentos. Permaneciendo en la realidad cotidiana, rastreas a tu presa, la matas, y te la comes o la integras. Quizá te conviertas en un guerrero. Entonces te enfrentas al otro mundo y te adentras en él.

La persona en la senda del corazón, sin embargo, es todo y nada. En este estado, eres una persona real, casi desapegada, moviéndote fluidamente y deprisa entre estados. A veces sólo eres una persona común, en otras un guerrero, a veces un maestro nagual.

Hay momentos en los que tienes que forzarte a ti mismo, y prometerte que vas a salir del pantano de la prepotencia y de los estados de ánimo de la vida espectral. Puede que tengas que prometerte no volver a perder otra batalla con el aliado ni olvidarte de tu ser completo. Esta promesa parece emerger siempre después de haberte cansado de tus propios estados de ánimo, el aburrimiento y las compulsiones. Después de haber estado lo suficientemente drogado por condiciones anímicas y confusas, surge una necesidad creciente de convertirte en alguien que procesa todos estos estados, en lugar de ser alguien deprimido o soberbio.

Pero si la promesa no se cumple, debes esperar una señal de lo desconocido. ¿Qué otra cosa puede perturbar la creencia del fantasma de que el mundo es un lugar donde se tiene éxito o se fracasa en vez de un campo de caza en el que transformarte a ti mismo? El punto de visto del fantasma es la realidad de todo el mundo. Cuando eres un fantasma, te aburres de la vida (porque no tienes una meta), o pasas exageradamente del entusiasmo a la depresión (en función de sí has hecho alguna cosa concreta o no).

Como persona real en la senda del corazón, puedes parecerte a todos los demás: testarudo y ambicioso, celoso y ofendido. Pero tu sonrisa te delata. Hay algo libre en ti en este estado. Practicas la democracia en el nivel más profundo, escuchas a las voces interiores y exteriores, y vives y abandonas cada voz dependiendo de lo que requiera la situación.

Los chamanes antiguos y modernos siguen sus sueños y esperan a animales mágicos y giros inesperados de la fortuna para alcanzar acceso a este fascinante estado de la mente. Esperan su llamada. Hoy, este momento mismo del día puede ser la llamada. Por el simple hecho de estar vivo hoy, estás llamado a desarrollar tu potencial para la segunda atención y el abandono controlado o a admitir que no estás tomando ningún responsabilidad por el entorno.

Ahora es el momento de entrar en acción soñando junto con las demás personas. Si hoy en día eres considerado alguien raro o fantástico, quizá eso te consuele. En un futuro, el estado de fantasma, desde el cual se ignora al espíritu y se es poseído por él, será visto como una enfermedad epidémica con un alto índice de mortalidad.

Ejercicios

1. Descríbete a ti mismo cuando eres un fantasma. ¿Qué estados de ánimo acostumbras a tener por más tiempo, y que aspecto tienes cuando estás poseído? Nota que efecto tiene en tu cuerpo sentirte como un fantasma. Nota si tus estados de ánimo espectrales ayudan o provocan la iluminación o desarrollo de los demás. ¿Cuándo pasa eso?

2. Descríbete cuando eres real. Nota que aspecto tienes y cómo experimentas la fluidez de actuar como un fantasma y también desapegarte de él. En esos momentos reales, ¿qué papel tienes en el mundo? Cuando eres real quizá sientes que estás en la senda del corazón. Las personas a tu alrededor pueden necesitarte en este rol; pueden incluso participar en crear el rol para que tú lo ocupes.

3. Honra a tus maestros. ¿Qué hombres y mujeres en tu pasado han desempeñado el papel de espíritu para ti, de tu nagual? ¿Quién generó la suficiente confusión a tu antigua concepción del mundo para ayudarte a volverte real? Recuerda a tus maestros favoritos. ¿Cuáles eran sus tareas en la vida? ¿Hasta qué punto las completaron? ¿Dónde te encuentras tú con respecto a la finalización de esas tareas? Escoge ahora un maestro al que honrar, y dedica un tiempo a la siguiente

fantasía. Piensa en esta persona como parte de una línea de personas reales. Imagina a los espíritus o maestros míticos o reales que estaban detrás de esa persona.

4. Ahora mira atrás en la historia y observa a tus maestros reales y al linaje del espíritu que tienen detrás. Esta visión puede conectarte no sólo con el maestro, sino contigo mismo, como una persona real con una historia increíble. Dedica un momento y experimenta con honrar al maestro, su linaje, e incluso a ti mismo.

14

El camino de muerte

Si luchas con tu demonio, descubres momentos de placer, libertad y de una energía excepcional; ganes o pierdas la batalla contra ti mismo. Quizá lo mejor de todo, es que tienes momentos en los que te sientes real y congruente, libre de los miedos y de los síntomas de los fantasmas. Ahora sabes que tienes un doble y sientes el cuerpo-que-sueña del chamán. Pero a veces te olvidas de estas experiencias y te preguntas cuánto de este cuerpo-que-sueña puede ser vivido en esta vida. Por un lado, tu amor por el mundo te tienta a volver, para seguir molestando y jugar con todas las demás personas. Por otro, el éxtasis de la experiencia puede tentarte a dejarlo para siempre.

En las últimas páginas de *Relatos de Poder,* don Juan le explica a su aprendiz que el lugar en el que se encuentran es su última encrucijada juntos. Pocos guerreros, dice, han conseguido sobrevivir al encuentro con lo desconocido, con el que los aprendices están a punto de enfrentarse. El nagual es tan intenso que aquellos que superan el último encuentro no sienten ganas de volver al tonal, al «mundo de orden y ruido y sufrimiento»[37].

¿Recuerdas los drásticos sentimientos de plenitud que acompañan al descubrimiento del cuerpo-que-sueña? Es difícil dejar una experiencia de este tipo y volver a la realidad ordinaria. Volver de unas vacaciones fantásticas, una relación significativa o una experiencia interna intensa es doloroso, porque temes perder la conexión con tu yo completo.

---

37   Castaneda, *Relatos de poder.*

Así, experimentas dificultades después de tu encuentro con el nagual. Es difícil volver a la situación ordinaria, al mundo tonal, donde no se valoran los sueños ni las experiencias corporales ni los procesos secundarios. Don Juan advierte a su aprendiz que si escoge no volver, desaparecerá, como si la tierra se lo hubiese tragado. Pero si vuelve, tendrá que esperar hasta terminar su tarea particular en la vida. Una vez la haya acabado, el aprendiz tendrá dominio sobre la totalidad de sí mismo. Si vuelve, explica don Juan, se tendrá que confrontar por primera vez con la tarea que debe realizar. Esto no es un trabajo común, avisa don Juan, sino un emprendimiento mundano que puede llevar mucho tiempo completar. La tarea que el aprendiz debe realizar es una conferida por su maestro.

Don Juan le cuenta a Castaneda que en tiempos remotos, los maestros nunca buscaban aprendices. Los poderes personales del maestro y el aprendiz establecían la relación, por lo que esa fuerza, el deseo o la intriga nunca los ataba. Partiendo de que el poder escoge al maestro, puedes asumir también que el poder escoge la tarea vinculada a ese maestro específico.

Puedo verificar esto a partir de mi experiencia personal. Cuando fui a Zúrich por primera vez, mi intención era completar mis estudios en física teórica. Sin embargo, el destino quiso que me tropezase con un colega estudiante que estaba tan locamente complacido con su analista que decidí comenzar terapia. Así, el destino me presentó a mi primer maestro.

Un tiempo más tarde, mientras estaba sentado en la terraza de un café observando a las personas pasar, vi un encantador caballero europeo sentado en la mesa de al lado haciendo lo mismo que yo. Al mirarlo más detenidamente, observé en él una mezcla de estilo mundano anticuado y de presencia despierta. Le pregunté qué estaba haciendo, y me respondió con sequedad, «lo mismo que tú».

Disfrutamos de una tarde deliciosa juntos, hablando de mujeres y cafeterías, y decidimos encontrarnos al sábado siguiente. La siguiente semana volvimos a pasarlo muy bien y continuamos encontrándonos cada sábado por la tarde, hasta que un día soñé que este hombre era mi verdadero maestro. Tuve este sueño muchas semanas después de habernos conocido por primera vez y me di cuenta que habíamos estado tan ocupados charlando, bebiendo y riendo que todavía no nos habíamos presentado. ¿Cuál era su nombre?

La siguiente vez que le vi, le conté tímidamente mi sueño y le pregunté si él también estaba interesado en los sueños y cosas de ese estilo. Rio abiertamente y me dijo que sí, que recientemente había adquirido interés por esas cosas. Debió de ver cuán extrañado estaba ante su comportamiento, pues me miró directamente a los ojos y me dijo que era presidente del Instituto Jung de Zúrich, y el sobrino de C.G. Jung. Aún impactado, me adentré en el aspecto formal de mi aprendizaje.

Pasamos mucho tiempo juntos y él se convirtió en un verdadero e incomprensible nagual para mí. Era al mismo tiempo un maestro espiritual y un hombre profundamente arraigado en este mundo. Me dijo que su tarea era enseñarme sobre el inconsciente a través de la vida; pasamos la mayor parte de nuestro tiempo juntos haciendo únicamente análisis convencional. Caminamos y hablamos y nos encontramos en momento inusuales y lugares extraños. Más adelante, nos reunimos con otra gente; me encantaba verle relacionándose con otras personas. Él era tan encantador y yo me sentía tan antisocial. Hoy, me doy cuenta de lo afortunado que fui al conocerlo.

Inevitablemente, mi tarea se enredó con el destino de este hombre. Murió años después de nuestro primer encuentro y el día de su funeral, soñé que su doble saltaba de la tumba y entraba en mis pulmones al inhalar. A veces todavía siento que una parte de él está en mí, y ese puede ser el motivo por el cual todavía aparece en mis sueños, orientándome sobre la naturaleza de mi tarea personal.

Desde entonces, pocas personas me han escogido como su maestro, y siempre me ha sorprendido la claridad con la que los sueños de estas personas vinculan sus tareas a la mía. Los poderes personales del maestro y el estudiante establecen su encuentro, y el mismo poder escoge la tarea simbolizada por ese maestro. En otras palabras, la tarea es un espíritu compartido, que en algunos casos puede requerir varias generaciones para ser completada. Es como si el estudiante y el maestro fuesen parte de un largo linaje cuya historia y futuro se entendiese hacia atrás y hacia afuera hasta el infinito.

Hay algo liberador sobre la antigüedad y la impersonalidad de la tarea y algo maravilloso sobre la participación de aquellos que están vivos y muertos en completarla. Las relaciones en este nivel son íntimas y libres al mismo tiempo. Recuerdo aprender esto de un hombre de Bombay que se me acercó después de verme por primera vez en una conferencia. Dijo, «Dr. Mindell, me gustaría que fuese mi gurú». Me tiré un poco atrás, sintiéndome avergonzado, y comencé a preguntarme cómo lidiar con estos sentimientos.

Hoy le estoy agradecido, no obstante, por haber sido un gurú para mí al mostrarme cómo lidiar con ese sentimiento. «Dr. Mindell, no se preocupe por esto. No es personal», explicó. «no tiene nada que ver con usted ni conmigo. Se ha convertidlo en mi gurú, pero no tiene que hacer nada. Llevaré su foto conmigo y le hablaré cuando sea necesario».

Aunque esto pueda sonarle a un occidental como una actitud unilateral, hay una verdad eterna aquí. Los poderes del aprendiz y del maestro crean la relación y su tarea. Todos los conectados al mito de la conciencia tienen al menos una tarea en común: desarrollar la segunda atención y relativizar la unilateralidad de su conciencia, capacitándose a sí mismos y a otros para vivir más plenamente. La tarea de Castaneda, por ejemplo, era llevar los poderes de la noche al día mediante las enseñanzas de don Juan.

La naturaleza exacta de la tarea depende de tus talentos y debilidades individuales, el tiempo en el que vives y el aspecto de la tarea de tu maestro que no se ha completado. Por tanto, es exactamente como dice don Juan: la tarea es conferida por el espíritu del maestro, ya sea directa o indirectamente a través de los sueños y el amor.

El camino de muerte

Don Genaro habla de los problemas vinculados a esta tarea. Cuenta un relato sobre lo que ocurre mientras esperas a que la tarea sea completada, un tiempo que yo llamo el camino de muerte. Según esta historia, hace muchos años, había una banda de hombres guerreros que vivía en las montañas. Cuando un miembro de la banda desobedecía las reglas del grupo, tenía que dar la cara ante los demás y explicarse. Lo declaraban inocente o culpable; si lo declaraban culpable se alineaban para disparar mientras él caminaba enfrente de ellos.

Pero al guerrero condenado se le daba una última oportunidad. Si caminaba de un modo tan especial que nadie pudiera apretar el gatillo, o si sobrevivía a las heridas, era libre. La historia cuenta que algunas personas consiguieron sobrevivir al camino de muerte. Quizá el poder personal del condenado emocionaba a sus camaradas, impidiéndoles disparar. O quizá estaba tan equilibrado y calmo que su desapego le salvó.

De acuerdo con los chamanes, esta historia significa que si escoges volver a la vida cotidiana después de la formación, debes esperar en esta tierra hasta que tu tarea sea realizada. Tu espera será como el andar de los guerreros en esta historia. Cada uno de tus pasos podría ser el último. La diferencia es que en la historia tus camaradas son los ejecutores, mientras que en la vida real, es el espíritu mismo el que te está apuntando[38].

En cualquier caso, a todas las personas atrapadas en esta situación «se les ha acabado el tiempo humano», y la única cosa que te puede salvar será tu aprendizaje y la impecabilidad que emplees mientras completas la tarea. Esto significa que estás en el camino de muerte. Tu interés en la conciencia y en el crecimiento personal te compromete con los demás, no sólo mediante la amistad mutua, sino a través de tu necesidad de desafíos y provocación.

El conflicto, tanto interno como externo, es el destino del guerrero. Todo el mundo está en medio de un camino de muerte en la medida ya que el mundo nos desafía constantemente para convertirnos en nuestro yo completo. Una persona común siente que el mundo está en su contra. La diferencia entre el estado mental de una persona común y el del guerrero, es que el guerrero se da cuenta de que el peor conflicto está en su propia naturaleza espectral. Como guerrero, sabes que el mundo es un campo de caza, y todo el mundo es un aliado, los aliados te hacen tropezar y te molestan hasta que accedes a su poder, al cuerpo-que-sueña.

---

38   Castaneda, *Relatos de poder*.

Por tanto, el escuadrón de la muerte de tu guerrero está compuesto tanto de tus críticos internos como de tus amigos y enemigos externos (en función de tu estado mental). Los amigos pueden ser adversarios dignos, demonios y aliados, cuyos secretos debes descubrir. Parecen fuerzas adversarias dentro de ti y por todo el universo. Los viejos amigos son tu grupo guerrero mítico, críticas internas y externas generadas por los celos y la inconsciencia, por tu relación con un maestro y con colegas de estudios, y por tu propio aliado, quien rompe las reglas sociales. Este grupo está soñando junto.

Las reglas

Las leyes implícitas de este grupo interno y externo son las reglas de tu comunidad, las intenciones que de algún modo has aceptado que rijan tu vida. Pueden ser leyes no escritas de tu familia y cultura y/o los ideales y la lógica de la nación. En el seno de tu familia de guerreros, hay leyes grupales gobernando las relaciones y los roles de mujeres y hombres. Son las reglas implícitas en el trato con extranjeros. Si formas parte de un grupo religioso, vives según ciertas reglas que gobiernan las creencias y los estilo de vida. Si eres un científico, estás atado a las convenciones del empirismo y el racionalismo. Como profesor, debes tener un comportamiento académico y enseñar a las personas a adaptarse. Para el terapeuta, el racionalismo debería vencer al chamanismo.

Como persona, debes obedecer a las definiciones del comportamiento normal de las personas, y reprimir percepciones que yacen fuera de esta definición. Tu grupo racial no aprueba las relaciones interraciales. Como mujer, debes luchar contra tres mil años de dominación. Como hombre, debes trabajar hasta caer exhausto, no puedes relajarte. Si eres gay, lesbiana o bisexual, debes tener cuidado en mostrarlo, o podrían matarte.

Si tu grupo particular te ataca en tus sueños, puedes ir a terapia y descubrir tus propias resistencias. No obstante, esto quizá no funciona, pues la duda en ti mismo, es decir, tus atacantes, pueden bloquearte incluso para buscar ayuda, soñar o moverte. Los ataques internos alcanzan un nivel máximo cuando intentas cambiar y ser real. A veces sólo un chamán que busca tu alma perdida puede ayudarte.

El espíritu de los jueces se manifiestan externamente como tu vecino, un grupo, un país, el departamento de hacienda, el mundo. De hecho, tu propia existencia en el planeta en este momento concreto, la entrada al siglo veintiuno, genera que estés atado por las convenciones del pasado y por la esperanza de una nueva época. En cualquier momento, se te exige, desde adentro y desde afuera, que hagas como los otros y que te identifiques con lo que los demás quieren que seas. Cambiar sin permiso está prohibido.

El mundo de tus atacantes es como un campo gigante lleno de fantasmas en el que debes moverte. Al trabajar y cumplir con tu tarea, te vuelves fluido, y cambias constantemente, saliendo y entrando de viejos roles, rompiendo sin darte cuenta la regla principal: no interfieras en tu propia historia personal. Pero, por supuesto, tienes que hacerlo.

Alterar tu propio sentido de ti mismo, cambiar identidades y abandonar la historia personal ha sido duro y excitante. Ahora resulta asombroso escuchar a viejos amigos acusarte de romper con las reglas explícitas e implícitas del pasado. Este conflicto ya es suficientemente doloroso, pero lo peor está por venir. Romper las reglas de un grupo te sitúa ante un enemigo mucho más formidable que tu familia y amigos más íntimos. El rompedor de reglas debe aguantar siglos de prejuicios suposiciones humanas y la indignación de sus defensores.

El destino te ha hecho un fuera de la ley. Como guerrero, tuviste que desobedecer un día estas leyes culturales, casi por definición. Desbarataste y amenazaste sistemas de creencias y objetivos. Desde que eres un guerrero has tenido que saltar cornisas y sin darte cuenta alterar la red de la que eres parte. Tu cuerpo detiene el mundo al vivir la energía de los síntomas. La conciencia y la segunda atención te vuelven más impredecible en las relaciones. Tu sentido de lo desconocido te lleva a respaldar espíritus que otros han olvidado. Estás metido en problemas.

Los ejecutores

¿Es culpa tuya si a otra gente les recuerdas sueños que no quieren recordar? ¿Y quién puede culpar al grupo, ya sea de la resistencia que te opone o de la consiguiente lucha a vida o muerte? Estas personas están luchando por sus vidas, equilibrio, homeostasis; están luchando por la perpetuación de la historia. «No nos molestes más de lo que podemos soportar», dicen.

Desde un punto de vista global, molestas a tu sistema organizativo, y la historia debe luchar por su continuidad. En esta interacción predestinada universal, los amigos del guerrero se convierten en voces de la red. Su calor se vuelve hielo. Te acusan de un comportamiento injustificable, de egotismo y criminalidad al ser poseídos por su rol de hacedor de leyes en este drama eterno de la historia humana.

El colectivo en el que vives debe perseguirte por lo que experimenta como actos criminales y llevarte a juicio, del mismo modo en que tú has cuestionado a otros rompedores de reglas en el pasado. Ahora eres tú quién se adentra en una lucha a vida o muerte con el universo. El destino de tu guerrero es sentirse perseguido y enfrentarse al jurado colectivo. El éxtasis del nagual de repente se vuelve una pesadilla cuando tus amigos más cercanos se convierten en adversarios dignos, desafiándote a que tomes responsabilidad por tus actos.

Si no tienes cuidado, puedes recaer en la espectralidad y contraatacar a los que te han atacado a ti. Con suerte y conciencia, sin embargo, recuerdas la visión del guerrero y te das cuenta del significado de la batalla. Tus camaradas no son simplemente los fantasmas inferiores que despreciaste, y sus tiros no son los ataques que una vez te hicieron sangrar. Son más bien la voz de la historia pidiéndote que pagues tu deuda con la cultura, expandiendo el sentido de ti mismo para incluir a otros. O te quitas de tus actos y ves los problemas como una deuda que le debes a la historia, o luchas como un héroe y mueres como un fantasma.

El guerrero principiante se olvida de estas espléndidas visiones cuando está en medio de sus tensiones y en el momento crucial afirma ante el jurado que no tenía opción; que tenía que cometer su crimen. Si no hubieses hecho caso a las palabras del demonio, expresado la impulsividad de tu cuerpo-que-sueña y obedecido las ordenes de su muerte, te habrías trastornado y hubieras caído enfermo. No podrías haber vuelto a aceptar las exigencias de adaptación ni a negar a tu mundo interno. No había ningún camino intermedio razonable.

Aunque sus corazones se conmuevan, el veredicto del jurado aún tiene que ser «culpable». Seguir la vida interior y generar problemas no está permitido. O bien sigues al aliado solo y por tu cuenta, dirán, o sigues las reglas del colectivo. Seguir al aliado dentro del colectivo es molestar a los demás.

Este jurado puede quejarse de que mientras estés ahí presente, no pueden continuar con sus asuntos. ¿Por qué tienes que ir en dirección opuesta? ¿No sería más fácil seguir las rutas prescritas que otros parecen caminar? ¿Cómo puedes sonreír ante cosas que otros se toman tan en serio y ser serio ante lo que ignoran? El jurado querría darte otra oportunidad; de hecho, puede que seas una persona impresionante, pero no puede hacerlo porque su naturaleza no lo permite. Estas personas deben disparar a matar en el filo del acantilado y asegurarse de que te has dado cuenta de que tus actos eran una cuestión de vida o muerte.

Debes saber que seguir al aliado no asegura ni la aprobación del colectivo ni la longevidad. El camino del conocimiento es un camino impuesto en el que te encuentras constantemente con fuerzas inexplicables. La senda del corazón es tan aterradora como significativa. Podría acabar en una muerte temprana.

Sobrevivir al camino de muerte

Según don Genaro y don Juan, algunos guerreros estaban tan centrados que han pasado frente al escuadrón de la muerte sin ser disparados. Sus camaradas simplemente no pudieron apretar el gatillo. ¿Acaso el guerrero era tan congruente y completo con sus actos y crímenes previos que su cuerpo-que-sueña le sacó ileso? ¿O era tan duro que se recuperó de un corazón roto y de las heridas?

Quizá no era el guerrero quien gobernaba la situación sino los miembros de su jurado, quienes se dieron cuenta de que su amigo estaba viviendo algo para todos. Al final, cualquier banda de guerreros, todos los grupos de personas, están conectados a través de algún tipo de mito de conciencia. Cada parte del grupo es un canal de la conciencia capaz de transmitir y expresar mensajes de lo desconocido.

Un jurado iluminado concluiría que si el pueblo mata a uno de sus conciudadanos, sólo conseguirá destruir su propio cuerpo. La voz y el mensaje transmitido por el guerrero no pueden ser matados. Las nuevas ideas y modos de vivir son más amplios y permanentes que las personas que los expresan. Las ideas acecharan al pueblo en sus sueños mucho tiempo después de que el guerrero haya muerto. De esta manera, las voces del pasado continúan hoy como roles en el presente, partes que son necesarias para la plenitud colectiva. Es por eso que la brujería, el chamanismo y, espero, la vida indígena nunca podrá ser completamente destruida.

En cualquier caso, como eres un momentáneo rompedor de reglas dentro del grupo, también eres su proceso secundario, su espíritu fantasma. Matarte no es sólo inhumano, es inefectivo. Los sueños siguen viviendo después de la muerte. Nunca se ha podido matar una idea. Además, puedes argumentar que las reglas de tu comunidad eran demasiado rígidas; si no, la comunidad no habría ensoñado a un guerrero que crease una revolución sin darse cuenta.

Si te enfrentas al jurado, tendrás la sensación de haber estado ahí antes. El punto de vista global de que tú eres todas aquellas personas que alguna vez han roto una regla, puede ayudarte a sobrevivir. El jurado, que lucha por preservar el modo en que las cosas han sido hasta ahora, también ha estado siempre ahí. Además, no sólo tú estás siendo juzgado, también está ahí toda la humanidad que ha roto las reglas ambientales.

Estás viviendo en un mundo que él mismo está siendo juzgado. Así que recuerda a tus potenciales ejecutores que también a ellos se les acaba el tiempo. Mientras los seres humanos están ajetreados en busca de soluciones a los abrumadores y aparentemente irresolubles problemas planetarios que han creado, la naturaleza está apuntando a la especie humana, del mismo modo en que el jurado apunta al guerrero.

Sabes que no puedes esperar a que tu mundo se despierte espontáneamente, pues podrías ver su cambio desde la tumba. Debes despertar, ya no puedes permitirte por más tiempo que tu viaje de rompedor de reglas sea exclusivamente una batalla personal de individuación. Los resultados de tu camino de muerte son importantes para todos. Tus intentos individuales de convertirte en tu yo pleno están provocando cambios a tu alrededor, incluso mientras estás leyendo esto. La eternidad te pide, por así decirlo, que modeles el cambio global mientras el planeta se plantea cómo sobrevivirá su camino de muerte con la naturaleza.

Para sobrevivir al camino de muerte, debes ser a la vez vulnerable e invisible. Primero debes llorar por ti mismo, como víctima de tu propia inconsciencia y de la de los demás. Después debes resistir de un modo firme y congruente a tus adversarios. Finalmente, debes abandonar tu historia personal y sonreír. Si has llegado hasta aquí, incluso tienes el poder de ponerte del lado del jurado, ver su punto de vista y atacarte a ti mismo antes de que puedan disparar. Ahora, aunque no logres nada más, al menos estás en el camino del corazón y del aprendizaje.

¿Recuerdas a la muerte, tu vieja consejera? Desaparece ante las armas del enemigo y borra tu propia historia personal antes de que pueda disparar. Como guerrero fluido, no sólo eres tú mismo, también tienes dentro las opiniones del jurado. Más aún, eres un espíritu o un rol en un campo. Tu fluidez debería proporcionarte compasión para contigo mismo y tus perseguidores, tus amigos y comunidad. En el momento en que encuentras tu cuerpo del chamán, aceptas con agrado que tu tiempo se ha acabado. Al jurado que asista al juicio final en el que sueltas tu propia historia personal, será un jurado al que se le ha acabado el trabajo.

La danza final puede no detener la muerte física, pero ciertamente te preservará por siempre. Como un espíritu libre de todos los roles, el guerrero legendario lleva su cuerpo y su muerte en sus propias manos y ve su vida en perspectiva. El mundo sigue siendo su enemigo además de quién lo despierta. Algo eterno observa como lidia con las opiniones minoritarias. Algo enorme es sensible a la inconsciencia y a la brutalidad.

El peor problema con el camino de muerte no es su inevitabilidad, ni su universalidad, sino el modo en que tú (al igual que todas las demás personas) te petrificas en un rol particular mientras ocurre, asustado de moverte o admitir que todo el mundo está siendo juzgado. Todos somos dioses que pueden facilitar el dolor pero normalmente no lo hacemos. Por tanto, cada vez que uno de nosotros adopta la postura de testigo, el mundo en su totalidad está siendo juzgado. Cada vez que algo alterador desafía las reglas, el grupo entero está siendo examinado.

La historia nos recuerda que siempre sobreviven unos pocos y se transforman junto con su comunidad. Siempre ha habido un don Juan que ha enseñado sobre la totalidad de los seres humanos, que ha recorrido el camino del auto descubrimiento, regresado a Ixtlán, y continuado para transformar a otros. De hecho, este estudio se debe a la propia supervivencia de don Juan en el camino de muerte. Debió ser alguien difícil para quienes le rodeaban, pero vivió a través de su furia y los amó lo suficiente como para darles tanto como lo que tomó.

Hasta ahora, nuestro mundo ha recorrido un ciclo incesante de ensoñación que mata a sus chamanes y maestros más inusuales, los cuales han vuelto bajo otras formas para ayudar. Siempre ha habido un Lao Tsu, volviendo en el último momento antes de la muerte para escribir un Tao Te Ching. Piensa en el jefe nativo americano Hiawatha y sus sueños, que le ayudaron a enseñar a su grupo a plantar nuevas cosechas y sobrevivir. O piensa en la historia del hermano suizo Niklaus, que abandonó a su familia a los cuarenta y cinco años para seguir sus sueños wotánicos y después saldó su deuda dando al mundo orientación política y divina[39]. Recuerda a Jesús, Buda, Gandhi, Martin Luther King Jr. y Malcolm X. Recuerda a Ben Thompson, el hombre que grabó este capítulo en una cinta y mandó que lo pusiesen en su funeral.

---

39   Wotan es un antiguo espíritu nórdico de la naturaleza (hace referencia al «hombre salvaje»).

Recuerdo a muchos héroes locales desconocidos que han pasado la vida en un relativo anonimato, sufriendo la naturaleza antitética de su camino con el mundo a su alrededor. Sus aliados han aparecido como incapacidades físicas o sociales, homosexualidad, diferencias de color, amores prohibidos, locura y poesía. Pienso en madres solteras y en artistas solitarias intentando expresar lo imposible. Y en aquellas personas que han vivido sus propios destinos hasta el momento de sus muertes sin el apoyo de nadie aparte de su propio proceso de sueño.

Comprender que el mundo soñó la marginalidad a través de su existencia hubiese sido poco consuelo para el dolor que les quedó cuando terminó la batalla. Pero lo que realmente honraría la memoria de estas personas sería nuestro reconocimiento de que aquellos pequeños cambios que ocurrieron gracias a su lucha nos ayudan hoy a todos, porque están presentes en todas partes, en todo momento, en la red de conexiones.

La longevidad

La nación y la comunidad determinan en parte la duración de la vida de un individuo. En realidad, la edad media de los seres humanos está vinculada a la manera en que tú destruyes o apoyas a las otras personas. La duración de la vida está determinada por algo más que la herencia genética, buena comida, ejercicio físico y buenas o malas acciones. Del mismo modo en que los biólogos no pueden explicar exactamente el pulso de la vida o el momento de la muerte, nadie sabe por qué un individuo vivirá ochenta años y no cien o quinientos. Nadie sabe por qué tantas personas talentosas, agradables e increíbles mueren temprano.

Nunca había pensado en este problema hasta el momento en que leí este capítulo como si yo fuese Ben Thompson hablando en mi propio funeral. Creo que Ben estaba intentando decir que su vida había sido un camino de muerte que terminó, como lo harán todas nuestras vidas. El mensaje que portaba era demasiado avanzado para su tiempo.

Quizá mueres cuando dejas de comunicarte o en el momento que los demás no entienden los mensajes del espíritu que hay dentro de ti. Mueres cada vez que no consigues apreciar al opresor que te ha forzado a definir tu verdadera naturaleza. En vez de ser aniquilado, como por el mal, aun puedes abandonar tu historia personal, convertirte en un trozo fluido de antimateria, salir del tiempo, y convertirte en tu doble, tu oponente.

Hasta ahora, demasiada poca gente ha seguido los misterios de la naturaleza, los mensajes y señales de lo desconocido. Tomar responsabilidad por la crueldad de la vida significa tener coraje para enfocarte en los procesos que otros ignoran. La misma dureza que te posee podría ser tu aliada, la cual, una vez transformada, te nutrirá. Y tu camino de muerte no consistirá únicamente en tus dificultades personales, sino que formará parte del impresionante relato del despertar global.

Ejercicios

1. Recuerda algunos de los caminos de muerte en los que estás o has estado. ¿Cuando eras un niño, te peleabas con otros niños? ¿Como adolescente, tenías problemas con la autoridad? ¿Tuviste conflictos con tu familia más cercana? ¿Has estado metido en aventuras amorosas prohibidas? ¿Has tenido o tienes una relación o matrimonio no convencional? ¿Has experimentado una crisis de la mediana edad, en la que todo pierde significado? ¿Tienes miedo a la enfermedad, la jubilación, la vejez o la muerte? ¿Estás a punto de hacer algo que te provocará conflictos con otros?

2. Imagina a jurado o a un adversario que esté en tu contra, ya sea ahora o en el futuro. ¿Quién es? ¿Qué aspecto tiene? ¿Qué está haciendo o diciendo? ¿Dónde está?

3. Escoge una de estas interacciones para completarla ahora. Encuéntrate en tu imaginación con tus adversarios internos o externos. Percibe lo que están haciendo, pensando, sintiendo.

4. Entra en tu doble. Nota tus dobles señales, y observa cómo tu cuerpo del chamán lidia con la situación.

5. Si lo necesitas, recuerda a tus atacantes que todas las personas estamos en un camino de muerte y que la naturaleza está apuntando a toda la raza humana, juzgando la manera en que gestionamos el conflicto. Di a tus atacantes que la eternidad puede que también los juzgue a ellos, por su abuso.

6. Si tienes suficiente perspectiva, recurre a la historia. Explica a tus adversarios internos o externos que eres una parte de la cultura que ha sido dejada de lado. Diles que otros también han intentado este camino de muerte y han fracasado. Y que otra gente no ha tenido el coraje de comenzar. Explícales que si el jurado intentase comprender tus acciones el futuro podría ser mejor para toda la humanidad. Cuéntales cómo sería este futuro.

7. Escucha a tus adversarios, y fíjate tus propios sentimientos intensos corporales, no verbales. Si no puedes hablar o te cuesta defenderte, deja que los sentimientos se expresen a través del movimiento. Permite que este momento sea tu última danza, permite que la danza se despliegue.

15

Tiempo-del-soñar y cambios culturales

Recuerda el dolor en el camino de muerte. Recuerda cómo te sentiste cuando los demás te trataron como un sueño indeseado. Si sobrevives al camino de muerte, sabes lo que se siente cuando un sueño casi muere, cuando una comunidad se vuelve contra ti, cuando un grupo étnico es torturado. Si no se reconoce el propio poder, cuando un país reprime la diversidad de sus ciudadanos, sus gentes utilizan armas para soñar juntos.

Sólo hay pequeñas diferencias entre el dolor sufrido por una auto crítica innecesaria, por el menosprecio de la familia, por los daños sufridos como consecuencia de la opresión de un grupo o por el desprecio a causa de haber seguido tu cuerpo del chamán. Pero si sobrevives al camino de muerte, puedes ayudar a transformar la actual epidemia de abuso, opresión y genocidio para conseguir un estado donde la gente sueña junta.

Para hacer esto, nota cuando hay abuso. Nota el racismo, la homofobia, el prejuicio racial y el sexismo. Explícale a todo el mundo cómo forzamos a la gente a entrar en un camino de muerte cuando van por la calle, en su casa o frente a un público. Pon encima de la mesa los espíritus letales, como el opresor, y haz que todos vean la agonía de la víctima. En el capítulo 12, di ejemplos de racismo y antisemitismo e indiqué como promover la confrontación entre los diversos espíritus y las personas.

Cuando logramos soñar juntos, nos damos cuenta de que todos somos responsables de crear y cambiar la cultura. Entre todos, debemos percibir e investigar los estados alterados que impregnan nuestros grupos; estados de opresión, dolor, rabia y libertad. Hasta ahora, reprimiendo, evitando o ignorando nuestros problemas culturales no hemos conseguido aliviarlos. Necesitamos nuevos chamanes para adentrarnos más en ellos. Soñar juntos es un nuevo tipo de activismo; significa cavar más hondo para encontrar la base de la sanación personal y social.

Cuando logras unir el trabajo interior personal con el proceso del grupo, la gente deja de ver lo que ha ocurrido como si fuera un tema exclusivamente individual y no guarda rencor. En el soñar juntos, sabemos que no sólo la resolución del conflicto es crucial; el sentido de participar conjuntamente en eventos asombrosos también es básico.

La mayoría de culturas han olvidado sus orígenes indígenas. El mundo moderno me parece un barco perdido en el mar, un barco buscando su pasado. Al flotar a la deriva, intenta en vano anclarse a antiguos espejismos de significado: al fundamentalismo, al liderazgo heroico, la dictadura o la guerra. Parece que hayamos olvidado que nuestras vidas personales tienen un significado en la evolución de las comunidades. Y mientras nuestro planeta busca nuevos paradigmas de democracia, el mito fundamental de nuestra comunidad está a un suspiro: Soñar juntos, el poder que una vez creó el mundo.

Las culturas aborígenes que aún quedan siguen enseñando sobre el tiempo-del-soñar. Las historias nativas americanas recuerdan como el sueño de un hombre cambió a toda la tribu. Una historia de este tipo, la de Alce Negro[40], cuenta como toda una tribu soñó junta.

Me desperté a la importancia de soñar juntos después de pasar un tiempo con aborígenes australianos. El sanador que Amy y yo visitamos en la oscuridad del bosque del Pacífico Sur, ese mundo de ahí abajo, nos dio la bienvenida silenciosamente entre las sombras del crepúsculo y nos pidió que volviésemos para reunirnos con él al siguiente día. Necesitaba tiempo para buscar plantas medicinales en el bosque tropical.

---

40   Neidhardt, *Black Elk Speaks* («Palabras de Alce Negro»).

Al volver a casa por la noche, estábamos conduciendo por del pueblo del sanador cuando casi atropellamos a un hombre que parecía vagar sin dirección. Paramos y abrí la puerta para saludar. El hombre aborigen entró, justo a mi lado, sin mediar palabra. Este ser asombroso pidió ser llevado a casa. Al principio parecía intoxicado, al borde del delirio, pero después de unos minutos de comportamiento totalmente tráncico, habló con lucidez sobre sí mismo. Estaba viviendo en algún lugar entre la opresión de la Australia colonial (la cual no aceptaba que los aborígenes eran seres humanos hasta hace unos pocos años) y el tiempo-del-soñar de los aborígenes. Cuando llegamos a su hogar y nos presentó, experimentamos la misma calidez, amistad y amor que añorábamos desde que dejamos Mombasa.

Si menosprecias a las culturas aborígenes por sus problemas con la bebida, plantéate que el alcohol es un camino de vuelta al tiempo-del-soñar. La cultura moderna nos separa de nuestros mitos ancestrales según los cuales vivimos en un planeta creado por figuras oníricas que aparecen por la noche. Según esos mitos, el mundo no fue creado por el big bang y las fuerzas geofísicas. El mundo es del modo que es debido al mítico canguro rojo australiano y otras deidades[41]. Cuando imaginas el mundo lleno de espíritus, te conectas con la parte más antigua de la historia de la humanidad, que se remonta cincuenta mil años atrás. Del mismo modo en que puedes experimentar dragones y personas dentro de ti, tu mente aborigen ve el mundo como la expresión de poderes míticos que curvan el espacio y el tiempo de la geología.

El día después de conocer al hombre aborigen, volvimos con el sanador australiano, que nos invitó, uno por uno, a entrar en su cabaña para ser sanados. En la sesión de espiritismo que me dedicó a mí, el sanador y su mujer cantaron y bailaron. Ella cantó mientras él se frotaba las manos, primero en su propio cuerpo y después en el mío para sanarme. La pareja escuchó con atención los problemas que describí y finalmente soplaron a mi alma de vuelta a mí a través de mis oídos y la corona de mi cabeza. Me «limpió a fondo»

---

41   Sutton et al., *Dreamings* («Soñares»).

pasando una planta medicinal alrededor de mi cuerpo. Después nos juntó otra vez a los dos y nos «ahumó para purificarnos», nos pidió que nos colocásemos frente a un fuego, donde el viento nos soplaba los humos de plantas medicinales en llamas.

Fue algo asombroso y difícil de describir. La hija de la pareja se sentó pacientemente fuera de la cabaña y esperó para decirnos que no debíamos hablar de nuestras experiencias con nadie. Sin embargo, me dijo que más adelante podría compartir estas experiencias en este libro.

Entiendo el secretismo tradicional. Cuando aparece alguna forma de tiempo-del-soñar, ocurre algo misterioso que es tan individual que acostumbra a resultar incomprensible para cualquiera que esté en un estado normal de conciencia. Es peligroso hablar de tales cosas, no sólo porque puedes dañar a los espíritus sanadores, sino porque tu sentido de lo desconocido es muy frágil. Cada vez que experimentas algo espectacular, tu cuerpo del chamán recorre un camino de muerte frente a todos tus espíritus convencionales. Tus hermanos y hermanas racionales, que también están poseídas por los «quehaceres» del momento, se oponen o se sienten amenazadas por esas experiencias.

Aunque los sanadores puedan utilizar los mismos métodos en personas distintas, sus poderes pueden causarte experiencias completamente individuales y singulares que no pueden ser duplicadas. Con estas personas, cada momento es simultáneamente soñar juntas y tu momento de poder.

Después de ser «ahumados», estuvimos hasta el crepúsculo charlando alrededor del fuego con la familia extendida del sanador, que se había reunido para nuestra ceremonia. Esa noche, soñé que estábamos en los Himlayas. La experiencia «cumbre» fue encontrar una comunidad cuya historia de cincuenta mil años sustentaba el soñar juntos. Quizá la hija de la pareja me dijo que no había problema con escribir sobre esta experiencia porque soñar juntos es la oportunidad de cualquier ser humano para tener una experiencia cumbre, una renovación cultural.

Comunidad y Relaciones

Según nuestros chamanes africanos y australianos, la enfermedad puede ser causada por la envidia de otros. La gente puede asustarte, envenenarte directamente, o contratar a alguien para que lo haga. Los sanadores no negaban que también puedes enfermarte por algo más mundano, como tener «demasiadas preocupaciones o excesiva prisa». Pero los problemas grandes, dicen, están conectados a la envidia.

A lo que yo llamo crear redes de relaciones, el sanador aborigen lo llamaba el sueño. La comunidad no se compone únicamente de personas que hablan juntas, también es una red de personas, árboles y espíritus que sueñan juntos. El sueño es un tipo de fuerza y puede tener consecuencias serias, pues impregna toda la vida. Si vives en una ciudad de estilo occidental y tienes problemas de relaciones, probablemente trabajes sobre ti mismo o intentes solucionar los problemas con las demás personas involucradas. Pero los sanadores indígenas tienen otras ideas. Dicen que sufres del poder de malos espíritus, de demonios celosos que van a por ti. La peor magia es el vudú, una intervención para dañarte que viene de los celos de otra gente.

Nuestros sanadores no opinaban sobre si debíamos hablar directamente con quienes tenían celos de nosotros o no, pero tenían claras las consecuencias letales que desataban sus malos sentimientos. Puede que pienses que las creencias aborígenes sobre relaciones se toman la envidia demasiado en serio. Pero considera lo siguiente. Si alguien te mira de un modo desagradable, te sientes incómodo. Si varias personas en una habitación están en conflicto, la atmósfera se vuelve insoportable. Los pensamientos tienen poder, y los pensamientos negativos hieren. Es por eso que los pueblos indígenas dicen que vivimos en un tiempo-del-soñar, un campo-de-sueño global donde pueden darse sincronicidades parapsicológicas y enfermedades relacionadas con la envidia.

Puesto que estamos entrelazados, como guerrero debes observar cuidadosamente tus sentimientos hacia ti mismo, hacia las demás personas y hacia el entorno. Según las creencias más antiguas, los árboles y plantas son tus parientes y los sentimientos que tienes hacia ellos pueden hacerlos vivir o morir. Los pueblos indígenas han desarrollado costumbres en las que la amabilidad es importante, y no sólo porque las personas son bondadosas. Como aborigen, aprendes no sólo a respetarte a ti mismo y a los demás, también a honrar a la naturaleza para poder sobrevivir en ella. Se te enseña a tratar a la naturaleza como a un igual, un pariente, un padre o una madre, un hermano o hermana; si no lo haces, dañas al mundo al olvidar que él, también, puede soñar. Lo que sientes no es exclusivamente asunto tuyo, es una realidad política, una experiencia del cuerpo-que-sueña. Tú la notas en tus tripas, el árbol en sus hojas y raíces, incluso las rocas la sienten. Sin respeto por la naturaleza, ni la medicina moderna ni las políticas ecológicas pueden salvar nuestro cuerpo o a los árboles.

Los sacerdotes de las religiones chamánicas más antiguas (en América del Sur, Central o Norte; Oceanía; Australia; Tíbet; China; Europa; y Extremo Oriente), comienzan entrando en trance y soñando algo con alguien. Soñar juntos es como la realidad cuántica con la que trabajan los físicos: está ocurriendo en un campo que espera ser actualizado mediante tu participación y observación, mediante tu soñar activo. Cuando te mueves en esta tierra, te mueves conmigo y con el resto de la humanidad a través de este campo, nuestro hogar común. Lo que sea que sueñes es parte de nuestro soñar juntos.

Puedes matar a los aborígenes, pero no puedes matar el tiempo-del-soñar. En cierto sentido, el chamanismo nunca puede desaparecer. Hoy, las personas van a las discotecas y bailan hasta entrar en trance, no sólo porque necesitan ejercicio y quieren entretenimiento. Están intentando soñar juntas. Asistes partidos de televisión para ver lo accidental mezclado con lo impecable, para soñar con miles de otros. Cuando conoces a otra gente y el sueño no ocurre, te aburres y evitas quedar de nuevo. Fumas y bebes para soñar. Tomas drogas o comes demasiado. Probablemente incluso vayas a restaurantes para soñar con otros. Te pones un traje, tus mejores ropas para abandonar una parte tuya y convertirte en otra parte de ti mismo, para soñar con otras personas. Y seguramente no habías identificado los estados alterados de conciencia socialmente aceptados (como cambiar de traje) como una forma de soñar juntos.

Los psicólogos describen impulsos humanos básicos como el sexo, la muerte, el amor, el poder y la esperanza de trascender. Yo añado otro impulso a esta lista: el de soñar juntos. Seguir los procesos secundarios, es el modo que usa la comunidad para seguir el Tao. Es el modo aborigen. En Occidente quizá sientes que tienes éxito si eres famoso, rico o guapo. Pero la gente aborigen sólo siente que ha tenido un éxito completo cuando sus relaciones están en orden, cuando su comunidad está bien. El éxito en el sentido indígena depende en parte de soñar juntos. En un mundo tan repleto de problemas, el tiempo-del-soñar es el único lugar que es al mismo tiempo inseguro y seguro. Todas las personas desean participar en la creación el mundo, para encontrar comunidad y poderes asombrosos.

No podremos crear paz en el mundo, preservar el entorno natural, cuidar unos de los otros, proteger nuestro derecho humano más básico, el derecho de vivir, sin nuevas culturas capaces de trabajar los problemas emocionales no abordados por el diálogo político. Debemos aprender a convivir con nuestros vecinos. Sin embargo, hasta ahora, sólo nos hemos enfocado en las negociaciones entre personas en conflicto que quieren hablar unos con otros. Evitamos problemas psicológicos y emocionales. Esto es equivalente a enfocarse sólo en los políticos interesados en la popularidad y no en las personas que tienen que morir en la batalla. No podemos continuar descuidando eso si pretendemos vivir en un mundo más pacífico.

Recuerdo una conferencia en Rusia en 1993 sobre resolución de conflicto. Asistieron miembros de los parlamentos y delegaciones de grupos en conflicto de diversas regiones de las repúblicas ex-soviéticas. Pedí a los miembros del gobierno y a los activistas de Georgia, Azerbaiyán, Armenia, Abjasia, Osetia e Ingushetia que formasen un círculo. Alguien de Georgia rompió el silencio diciendo que esta era la primera vez en la historia que estos grupos se habían puesto de acuerdo en estar en la misma sala. Fui más lejos y recomendé sentarnos en el suelo. De nuevo, hubo un silencio absoluto mientras los representantes de estos grupos se sentaban juntos en el suelo. Lentamente, uno tras otro, estos hombres y mujeres hablaron del sufrimiento de su pueblo, describiendo guerras, pobreza y un constante prejuicio racial.

Amy y yo escuchamos atentamente y notamos que varios espíritus eran mencionados pero no eran visibles. La gente habló de terroristas invadiendo sus localidades; otros mencionaron los efectos de las políticas imperialistas de los líderes ex-soviéticos en Moscú, pero no pude encontrar ni a un imperialista ni a un terrorista en la sala.

Expliqué que, aunque habíamos sido contratados por el Comité de Paz ex-Soviético para trabajar en estos conflictos, el imperialismo y el terrorismo eran espíritus no representados en nuestra comunidad de naciones. Puesto que las negociaciones a nivel político estaban fracasando, ¿por qué no soñar juntos? Para mi inmensa sorpresa, fui comprendido inmediatamente. Las personas se levantaron para jugar y se situaron en lugares reservados para los tres espíritus: el imperialista, el terrorista y la comunidad victimizada. Una impresionante tensión llenaba la sala, cuando de repente todo explotó en carcajadas. Casi me caí para atrás de asombro cuando estas mujeres y hombres dignificados se transformaron en espíritus. Algunos adoptaron el rol los imperialistas moscovitas exigieron a las demás personas que se sometieran. Los terroristas gritaron en respuesta, «¡Iros al infierno!» Nadie tenía la energía para ocupar la condición de víctima, que había estado tan presente momentos antes.

El tiempo-del-soñar nos tomó, como si por ese breve periodo de tiempo fuéramos transportados a otra dimensión. Por esa mañana, las ciento cincuenta personas de la sala nos convertimos en una comunidad, llorando, mirándonos con desconfianza y riéndonos de nuestro mundo, atestiguando nuestra tendencia a dominar, a sufrir y a rebelarnos. No se solucionó nada inmediatamente, pero al cambiar cómo las personas pensaban sobre la guerra, algo se movió. Algo irracional borró nuestras fronteras nacionales y nos unió. Durante ese tiempo y en ese lugar, los espíritus fueron exorcizados, por así decirlo; ya no había imperialistas, terroristas o víctimas. Esto era un comienzo. Era algo y nada al mismo tiempo.

Nuestra futura aldea global tiene muchas cosas con las que trabajar. Siempre necesitaremos políticos, pero también necesitamos ciudadano-chamán-diplomáticos para lidiar con los dioses reprimidos, los dictadores, las víctimas y las minorías de un mundo diverso. Lo que desde cierto ángulo parece un problema, podría ser una nueva comunidad desde otro.

En el pasado, comunidades enteras soñaban juntas, oscilando y balanceándose como una unidad, mientras los chamanes nos llevaban al sueño con los ancestros. Cuando te sanabas, toda la cultura adquiría acceso a lo desconocido y se revitalizaba. Las culturas del futuro tendrán que reinventar sus propios métodos especiales de vivir con el tiempo-del-soñar si quieren sobrevivir. Los métodos de cada cultura serán diferentes, pero se pueden predecir ciertos elementos comunes. Las personas sienten que la vida merece la pena cuando han participado en la recuperación de visiones enterradas, espíritus prohibidos y almas muertas en el mundo. Es por eso que soñar juntos cura un problema eterno: sentirse impotente respecto a la dirección de la historia.

La ciudad futura será como la que estás ahora, un lugar repleto de problemas, diversión y conflicto. Sin embargo, puede ser diferente de la ciudad actual en un aspecto. En esta ciudad futura ya no soñarás solo, porque habrá más gente que para solucionar los problemas utilizarán, en vez de pólvora y armas, los estados alterados de conciencia.

Bibliografía

Castaneda, Carlos. *El don del águila.* [1981] Traducido por José Agustín. Móstoles: Gaia Ediciones, 2008.

Castaneda, Carlos. *Viaje a Ixtlán.* [1973]. Traducido por Juan Tovar. México D.F.: Fondo de Cultura Económica, 2002

Castaneda, Carlos. *El conocimiento silencioso.* [1987]. Móstoles: Gaia Ediciones, 2000.

Castaneda, Carlos. *El segundo anillo de poder.* [1977]. Traducido por Horacio Vázquez Rial Argentina; Barcelona [etc.]: Pomaire DL, 1979.

Castaneda, Carlos. *Una realidad aparte.* [1971]. Traducido por Juan Tovar. México D.F.: Fondo de Cultura Económica, 2002.

Castaneda, Carlos. *Relatos de poder.* [1975]. Traducido por Juan Tovar. México D.F.: Fondo de Cultura Económica, 1985.

Castaneda, Carlos. *Las enseñanzas de don Juan.* [1968]. Traducido por Juan Tovar. México D.F.: Fondo de cultura económica, 2008.

Eliade, Mircea. *El chamanismo y las técnicas arcaicas del éxtasis.* Traducido por Ernestina de Champourcin. México D.F.: Fondo de cultura económica, 2003.

Eliade, Mircea. El Yoga: inmortalidad y libertad. México D.F.: Fondo de cultura económica, 1993.

Gurú Rinpoché según Karma Lingpa. El libro tibetano de los muertos: la gran liberación a través de la escucha en el bardo. Madrid: Gaia Ediciones, 2009.

Feynman, Richard. *Space-Time Approach to Non Relativistic Quantum Mechanics.* («Aproximación espacio-temporal a la mecánica quantica no relativa». Abril 1948.

Halifax, Joan. *Shamanic voices and the Shaman: The Wounded Healer.* («Voces chamánicas y el chamán: el sanador herido»). Nueva York: Dutton, 1979.

Harner, Michael. *El viaje del chamán: curación, poder y crecimiento*. Barcelona: Kairós, 1998.

Heinze, Ruth-Inge. *Shamans of the Twentieth Century.* («Chamanes del siglo veinte»). Nueva York: Irvington, 1991.

Houston, Jean. *Si quieres es posible: una guía para alcanzar tu máximo potencial*. Madrid; México: EDAF, cop., 1998.

Ingerman, Sandra. *Soul Retrieval: Mending the Fragmented self.* («La recuperación del alma: reparando el yo fragmentado»). San Francisco: HarperSanFrancisco, 1991.

Jung, C. G. [1961] *Recuerdos, Sueños, Pensamientos.* Traducido por Mª Rosa Borrás. Barcelona: Seix Barral. 2014.

Jung, C. G.[1956] *Mysterium Coniunctionis.* Madrid: Trotta, 2002.

Enciclopedia de la mitología Larousse

Mander, Jerry. [1996]. *En la ausencia de lo sagrado: el fracaso de la tecnología y la supervivencia de las naciones indias.* Traducido por Ángela Pérez. Palma de Mallorca: Jose J. Olañeta, 2008.

Mander, Jerry. *Technologies and Native Peoples.* («Tecnología y gente nativa»). San Francisco: New Dimensions Radio, Audio núm. 2298, 1992.

Mindell, Amy. «Moon in the Water: The Metaskills of Process Oriented Psychology» («El mundo en el agua: las metahabilidades de la psicología orientada a procesos.»). Tesis doctoral. Union Institute. Cincinnati, 1991.

Mindell, Arnold. *City Shadows, Psichological Interventions in Psychiatry.* («Las sombras de la ciudad, intervenciones psicológicas en psiquiatría»). Nueva York y Londres: Viking-Penguin- Arkana, 1988.

Mindell, Arnold. *Coma, Key to Awakening: Working with the Dreambody Near Death.* («Coma, llave al despertar: trabajando con el-cuerpo-que-sueña cerca de la muerte»). Boston y Londres: Shambala, 1989.

Mindell, Arnold. *Dreambody: The Body's Role in Revealing the Self.* («El cuerpo-que-sueña: el rol del cuerpo en la revelación de uno mismo»). Boston: Sigo Press, 1982; Londres. Viking-Penguin-Arkana, 1984.

Mindell, Arnold. *The Dreambody in Relationships.* («El cuerpo-que-sueña en las relaciones»). Nueva York y Boston: Viking-Penguin-Arkana, 1987.

Mindell, Arnold. Inner *Dreambodywork: Working on Yourself Alone*. («Trabajo interior con el cuerpo-que-sueña: trabajando sola contigo misma»). Nueva York y Londres: Viking-Penguin-Arkana, 1990.

Mindell, Arnold. *The Leader as a Martial Artist, An Introduction to Deep Democracy: Techniques and Strategies for Resolving Conflict and Creating Community*. («El líder como artista marcial, una introducción a la Democracia Profunda: Técnicas y estrategias para resolver conflictos y crear comunidad»). San Francisco: HarperSanFrancisco, 1992.

Mindell, Arnold. *River's way: The Process Science of the Dreambody*. («La manera del río: el proceso científico del cuerpo-que-sueña»). Nueva York y Boston: Viking-Penguin-Arkana, 1986.

Mindell, Arnold. [1984] *El cuerpo que sueña: terapia centrada en el proceso*. Traducido por Meritxell Prat Castellà. España: Ed. Rigden, 2006.

Mindell, Arnold. *The Year I: Global Process Work with Planetary Tensions*. («Año I: Trabajo de Procesos global con tensiones del Planeta»). Nueva York y Londres: Viking-Penguin-Arkana, 1990.

Mindell, Arnold y Mindell Amy. *Riding the Horse Backwards: Process Work in Theory and Practice*. («Cabalgando hacia atrás: teoría y práctica de Trabajo de Procesos»). Nueva York y Londres: Viking-Penguin-Arkana, 1992.

Muktananda, Swami. *Play of Consciousness*. («El juego de la consciencia»). Nueva York: SYDA Foundation, 1978

Neidhart, John. *Black Elk Speaks: Being the Life Story of a Holy Man of the Oglala Sioux*. («Las palabras de Alce Negro: el ser de la historia de vida de un hombre santo de los sioux Oglala»). Nueva York: Washington Square Press of Pocketbooks y Simon &Schuster, 1972.

Nicholson, Shirley (Comp.). *Shamanism: An Expanded View of Reality*. («Chamanismo: una visión expandida de la realidad»). Wheaton, Illinois: The Theosophical Publishing House, 1987.

Rimpoché, Soygal. El Libro tibetano de la vida y la muerte. Traducido por Jorge Luís Mustieles Rebullida. Barcelona [etc.]: Urano, 2006.

Sutton Peter, Christopher Anderson, Philip Jones, Francoise Dussart y Steven Hemming (eds.). *Dreamings: The Art of Aboriginal Australia*. («Sueños: el arte aborigen australiano»). Nueva York: George Braziller, 1989.

Suzuki, David y Knudston Peter. *The wisdom of elders*. (« La sabiduría de los élderes»). Toronto: Allen &Unwin, 1992

Suzuki, Shunryu. [1970] *Mente Zen, Mente de principiante*. Traducido por Miguel Iribarren Berrade. Madrid: Gaia Ediciones, 2014

Swan, James A. *Sacred Places*. («Lugares Sagrados»). Santa Fe, Nuevo México: Bear and Co., 1990.

Tart, Charles. [1986]. *El despertar del self*. Barcelona: Ed. Kairós, 1990.

Toms, Michael. *Technologies and Native People*. («Tecnología y pueblos nativos»). San Francisco: new Dimensions Radio, Audio número 2298, 1992.

Tsé, Lao. *Tao Tè Ching*. Traducido por Anton Teplyy, Alfredo Salazar y Luís Natera. España: Ed. Vladimir Antonov, 2008.

Walsh, Roger N. *The Spirit of Shamanism*. («El espíritu del chamanismo»). Los Angeles: Jeremy Tarcher, 1990.

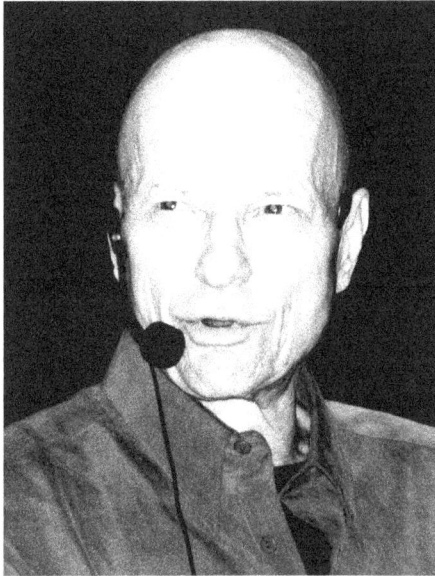

El dr. Arnold Mindell es autor de otros quince libros entre los que se incluyen The Dreammaker's Apprentice («El aprendiz de constructor de sueños») (Hampton Roads, 2001), Quantum Mind («Mente cuántica») (Lao Tse Press, 1999), y The Shaman's Body («El cuerpo del Chamán») (HarperSanFrancisco, 1993). Es conocido a nivel mundial por su innovadora síntesis de trabajo a través de cuerpo y de sueños, terapia Junguiana y procesos de grupo, conciencia, chamanismo, física cuántica y resolución de conflictos. El Dr. Mindell viaja extensamente dentro y fuera de Estados Unidos, impartiendo talleres y dando conferencias tanto en ámbitos profesionales como en televisión y radio. Vive en Portland, Oregón.

Bienvenidas a DDX

¡Bienvenidas al interior de una publicación de Expresiones de Democracia Profunda (DDX)!

Somos la editorial de Deep Democracy Institute (Instituto de Democracia Profunda). Publicamos libros, películas, música y arte visual que contribuyan a la investigación y el desarrollo de enfoques transdisciplinares que nos permitan superar, a la vez que aprender, de los retos a los que nos enfrentamos como especie y como planeta.

El libro «La Democracia profunda de los Foros abiertos», de Arnold Mindell, fue publicado el 2002 por Hampton Courts, Charlottesville, Estados Unidos. Presenta las bases de la metodología de la Democracia profunda para la facilitación de grupos numerosos, siendo un manual de utilidad para líderes, facilitadoras y cualquier persona interesada en interactuar en el espacio público.

Estamos contentas de ofrecer este libro a la comunidad de habla castellana dentro de nuestra serie de clásicos de la democracia profunda.

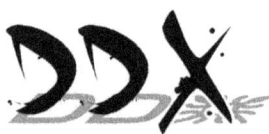

Expresiones de
Democracia Profunda

Deep Democracy Institute
International

A Worldwork Leadreship Institute and Global Thinktank

*We develop and implement transdisplinary
solutions for organizations, corporations,
governments, communities, and individuals
worldwide.*

*We consult, facilitate, coach, and train
using the Deep Democracy and Process
Work approach in the USA, Europe,
Russia, Africa, the Midle East, South
America, and Central Asia.*

*We publish books, films, and audio
productions on complex global and local
topics that require non-linear
and multidimesional approaches.*

contact us at
info@deepdemocracyinstitute.org

*or look up our international
training schedule at*
www.deepdemocracyexchange.org

A Thinktank, Consulting and Training Group

Deep Democracy Institute
International
A Worldwork Leadership Institute and Global Thinktank

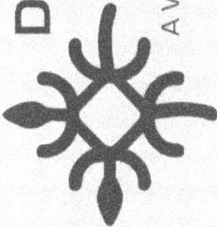

www.info@deepdemocracyinstitute.org

A Publishing and Film Production Group

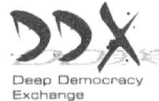

Deep Democracy
Exchange

Desarrollamos e implementamos soluciones transdisciplinares a nivel internacional para organizaciones, empresas, gobiernos, comunidades e individuos.

Hacemos consultorías, facilitaciones, sesiones de coaching y formaciones bajo el paradigma de la Democracia Profunda y el Trabajo de Procesos en Estados Unidos, Europa, Rusia, África, Oriente Medio, Sudamérica y Asia Central.

Publicamos libros, películas y producciones de audio sobre temas complejos globales y locales que requieren de aproximaciones y multidimensionales y no lineales.

Contacta con nosotras en
info@deepdemocracyinstitute.org

o consulta nuestro calendario de formaciones internacionales con programas certificados en Europa, Estados Unidos y América Latina.

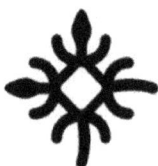

Instituto de Democracia Profunda Internacional

Think-tank, grupo de consultoría y
de entrenamiento
Instituto global de liderazgo y worldwork

www.deepdemocracyinstitute.org

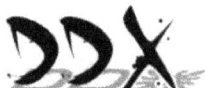

Expresiones de
Democracia Profunda

Grupo editorial y de producción de vídeos

ddexpresiones@deepdemocracyexchange.com

Este libro se terminó de
imprimir al inicio de la
primavera de 2017

www.ingramcontent.com/pod-product-compliance
Lightning Source LLC
Chambersburg PA
CBHW022332280326
41934CB00006B/607